Kohlhammer

Die Autorin

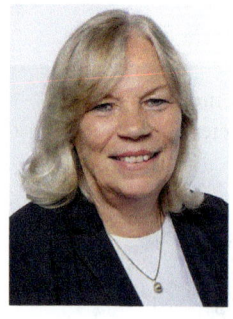

Dr. med. Katja Scholtes ist Ärztin für Anästhesie und Notfallmedizin, Master of Disaster Management & Risk Governance und Brandschutzbeauftragte für Krankenhäuser. Bis Ende 2023 war sie als Leiterin Krankenhausalarm- und Einsatzplanung und Krisenmanagement an den Kliniken der Stadt Köln (KdSK) tätig, nachfolgend als Projektmanagerin in den KdSK und freie Beraterin. Zudem ist Frau Scholtes Gründerin der Deutschen Arbeitsgemeinschaft Krankenhaus-Einsatzplanung e.V. (DAKEP).

Mit Beiträgen von:

Georg Abel, Leiter Zentrum für Kritische Infrastruktur sowie Leiter Krankenhausalarm/Einsatzplanung und Krisenmanagement, Kliniken der Stadt Köln gGmbH (▶ Kap. 7.9)

Lena Degenhardt, Referentin Zentrum für Kritische Infrastruktur, Kliniken Köln (▶ Kap. 3.3)

Tim Neubert, Manager BCM & Resilience, PricewaterhouseCoopers GmbH (▶ Kap. 3.2)

Benedikt Schwarz, Professional, Audit & Assurance, Business Continuity Assurance, Deloitte GmbH Wirtschaftsprüfungsgesellschaft, Köln (▶ Kap. 3.2)

Dr. med. Frank Sensen, MedioDact – Innovative MedizinDidaktik, Düsseldorf (▶ Kap. 10.2)

Michael Sieland, Rechtsanwalt, Landeskonventionsbeauftragter des DRK-Landesverbandes Nordrhein e.V. (▶ Kap. 7.9)

Katja Scholtes

Krankenhausalarm- und Einsatzplanung konkret

Von der strukturierten Risikoanalyse
zur individuellen Planung
– Schritt für Schritt erklärt

Verlag W. Kohlhammer

Meinem Mann Günter Scholtes danke ich für die Unterstützung bei der Erstellung der meisten Grafiken für dieses Buch und für sein Verständnis, auf mich in der Freizeit oft verzichten zu müssen. Danke!

Dieses Werk einschließlich aller seiner Teile ist urheberrechtlich geschützt. Jede Verwendung außerhalb der engen Grenzen des Urheberrechts ist ohne Zustimmung des Verlags unzulässig und strafbar. Das gilt insbesondere für Vervielfältigungen, Übersetzungen, Mikroverfilmungen und für die Einspeicherung und Verarbeitung in elektronischen Systemen.

Die Wiedergabe von Warenbezeichnungen, Handelsnamen und sonstigen Kennzeichen in diesem Buch berechtigt nicht zu der Annahme, dass diese von jedermann frei benutzt werden dürfen. Vielmehr kann es sich auch dann um eingetragene Warenzeichen oder sonstige geschützte Kennzeichen handeln, wenn sie nicht eigens als solche gekennzeichnet sind.

Es konnten nicht alle Rechtsinhaber von Abbildungen ermittelt werden. Sollte dem Verlag gegenüber der Nachweis der Rechtsinhaberschaft geführt werden, wird das branchenübliche Honorar nachträglich gezahlt.

Dieses Werk enthält Hinweise/Links zu externen Websites Dritter, auf deren Inhalt der Verlag keinen Einfluss hat und die der Haftung der jeweiligen Seitenanbieter oder -betreiber unterliegen. Zum Zeitpunkt der Verlinkung wurden die externen Websites auf mögliche Rechtsverstöße überprüft und dabei keine Rechtsverletzung festgestellt. Ohne konkrete Hinweise auf eine solche Rechtsverletzung ist eine permanente inhaltliche Kontrolle der verlinkten Seiten nicht zumutbar. Sollten jedoch Rechtsverletzungen bekannt werden, werden die betroffenen externen Links soweit möglich unverzüglich entfernt.

1. Auflage 2025

Alle Rechte vorbehalten
© W. Kohlhammer GmbH, Stuttgart
Gesamtherstellung: W. Kohlhammer GmbH, Heßbrühlstr. 69, 70565 Stuttgart
produktsicherheit@kohlhammer.de

Print:
ISBN 978-3-17-045148-3

E-Book-Formate:
pdf: ISBN 978-3-17-045149-0
epub: ISBN 978-3-17-045150-6

Vorwort

Liebe Leserin, lieber Leser,
Sie wurden von der Geschäftsleitung als Leiter Krankenhausalarm- und Einsatzplanung (KAEP) und Krisenmanagement eingesetzt und benötigen Hilfe bei der Erstellung Ihres KAEP? Sie kommen aus den Bereichen Qualitätsmanagement, aus dem ärztlichen oder pflegerischen Dienst oder Sie sind zeitgleich als Brandschutzbeauftragter oder Fachkraft für Arbeitssicherheit benannt? Seien Sie sich sicher, Sie können nicht in allen Bereichen erfahren sein.

Stellen Sie sich ein Schnitt- oder Strickmuster vor: Bevor Sie mit Ihrem Projekt loslegen, benötigen Sie eine Anleitung und das nötige Wissen der Technik, die Sie anwenden. Genauso ist es mit der Krankenhausalarm- und Einsatzplanung.

Wichtig ist der Blick auf das Ganze im interdisziplinären Denken an den verschiedenen Schnittstellen, die Ihnen im Laufe Ihrer Arbeit begegnen. Darüber hinaus erarbeiten Sie die Erstellung bzw. Aktualisierung Ihres Plans im Team, indem Sie eine Arbeitsgruppe KAEP mit Verantwortlichen aus beteiligten Bereichen gründen. Nur gemeinsam im Team können Sie einen funktionierenden Krankenhausalarm- und Einsatzplan erstellen, indem das professionelle Wissen unterschiedlicher Fachexperten zusammenfließt.

Vielleicht finden Sie bei der Übernahme Ihrer neuen Aufgabe bereits Dokumente oder Handlungsanweisungen vor, die jedoch nicht in einem gesamten KAEP wie ein »roter Faden« zusammengefasst wurden. Wie gehen Sie jetzt vor? Wie setzen Sie die Erstellung des KAEP in die Tat um? In meinen Beratungen für verschiedene Krankenhäuser stelle ich immer wieder fest, dass sich gerade die Zusammenstellung vorhandener Dokumente und die Zusammenfügung derer mit neuen Dokumenten als schwierig gestaltet. Oft fehlt es an einer stringenten Kongruenz im aktualisierten Krankenhausalarm- und Einsatzplan, begonnen bei der Identifizierung der Risiken, der strukturierten Alarmierung bis hin zur Darstellung der Führungsstrukturen und sämtlichen Handlungsanweisungen und Checklisten.

Die Planung und Bewältigung von Krisensituationen im Krankenhaus erfordern ein tiefes Verständnis für die Prozesse, klare Kommunikation und Koordination aller Beteiligten.

Mit diesem Buch möchte ich Sie Schritt für Schritt begleiten und unterstützen. Ich nehme Sie mit auf die Reise durch die wesentlichen Schritte der Krankenhausalarm- und Einsatzplanung. Angefangen bei der Erfassung eines grundlegenden Verständnisses für das Risikomanagement bis hin zur Implementierung und regelmäßigen Aktualisierung eines effektiven KAEP möchte ich Ihnen praxisnahe Anleitungen, Tipps sowie bewährte Methoden vermitteln.

Sie finden farblich markierte Tipps, die ich für wichtig erachte und die Sie beachten sollten, jeweils in einem Rahmen hervorgehoben. Ich habe bewusst die jeweiligen Schritte von Grund auf dargestellt, auch wenn einige von Ihnen bereits Grundlagenkenntnisse aus dem Bereich Krankenhausalarm- und Einsatzplanung besitzen. Dieser Leitfaden soll Ihnen helfen, eine Struktur für Ihren Plan zu finden.

Am Ende jedes Kapitels bzw. Unterkapitels finden Sie eine Zusammenfassung der wichtigsten Maßnahmen. Anschließend werden Ihnen zum Kapitel Fragen gestellt, anhand derer Sie überprüfen können, ob Sie an die wichtigsten Punkte gedacht haben. Diese Fragen sind im elektronischen Zusatzmaterial zu diesem Werk zum Ankreuzen hinterlegt. Sie bilden die Basis für die Erstellung Ihrer Risikoanalyse (▶ Kap. 12 Übersicht elektronisches Zusatzmaterial).

Zur besseren Lesbarkeit dieses Leitfadens wird ausschließlich die männliche Form verwendet. Es sind selbstverständlich jeweils alle Geschlechter eingeschlossen und angesprochen.

Manche Sachverhalte sind redundant in den unterschiedlichen Schritten aufgeführt. Ich habe dies bewusst – wenn es mir wichtig erschien – vorgenommen, damit Sie die jeweiligen Schritte auch autark betrachten können.

Dieser Leitfaden ersetzt nicht die konzeptionelle Arbeit einer Arbeitsgruppe Krankenhausalarm- und Einsatzplanung, sondern dient vor allem Ihrer Unterstützung in der **Umsetzung** der Planungen. Meine Empfehlungen in diesem Buch sollten an die Gegebenheiten in Ihrem Krankenhaus angepasst werden. Dies gilt auch für die Erstellung der Handlungsanweisungen und Checklisten, die Sie bedarfsgerecht selbst erstellen und Ihrem KAEP hinzufügen. Vorlagen hierzu finden Sie ebenfalls im elektronischen Zusatzmaterial (▶ Kap. 12 Übersicht elektronisches Zusatzmaterial).

Der Leitfaden soll auch nicht andere Lektüre bezüglich des Krankenhausalarm- und Einsatzplans ersetzen. Er ist als Ergänzung für Ihre Arbeit gedacht.

Und jetzt legen Sie los! Bleiben Sie zuversichtlich und haben Sie Geduld. Es braucht seine Zeit. Sie können die vorhandenen Risiken nur verbessern!

Ich wünsche Ihnen bei der Erstellung/Aktualisierung Ihres KAEP viel Erfolg!

Ihre
Katja Scholtes

Inhalt

Vorwort		**5**
Einleitung		**9**
1	**Schritt 1: Grundsätzliches**	**13**
1.1	Allgemeines	13
1.2	Gesetzliche Regelungen	14
1.3	Leiter KAEP und Arbeitsgruppe KAEP	15
1.4	Aktualisierung und Fortschreibung des KAEP	19
2	**Schritt 2: Lageerkundung – Bestandsanalysen**	**22**
3	**Schritt 3 Risikoanalyse**	**26**
3.1	Erstellung einer Risikoanalyse	26
3.2	Business-Continuity-Managementsysteme in Krankenhäusern	31
	Tim Neubert, Benedikt Schwarz	
3.3	Veranstaltungssicherheit im Krankenhaus	39
	Lena Degenhardt	
4	**Schritt 4: Inhaltsverzeichnis – Aufbau und Struktur**	**45**
5	**Schritt 5: Alarmierung**	**48**
5.1	Alarmierungsstufen	48
5.2	Alarmierungswege	53
5.3	Alarmierungsmatrix	55
5.4	Spezielle Alarmgruppen	55
6	**Schritt 6: Führungsstrukturen und besondere Bereiche**	**58**
6.1	Medizinischer Einsatzleiter und operative Einsatzleitung	58
6.2	Zentraler Operativer Notfallkoordinator	60
6.3	Krankenhauseinsatzleitung	61
6.4	Sachgebiete S1–S6	67
6.5	Besondere Bereiche	71

7	**Schritt 7: Sonderlagen**		**77**
	7.1 Sonderlagen allgemein		77
	7.2 Massenanfall von Verletzten (MANV)		79
	7.3 Brand/Rauchentwicklung/Gasaustritt		95
	7.4 Räumung/Evakuierung		98
	7.5 Lebensbedrohliche Einsatzlage (LebEL) – polizeiliche Lage		107
	7.6 CBRN-Lagen im Krankenhaus		114
	7.7 Ausfall technischer Systeme und kritischer Infrastrukturen im Krankenhaus		123
	7.8 Sonstige Lagen		132
	7.9 Vorbereitung auf Verteidigungs-/Bündnisfall: Die Rolle der Krankenhäuser in bewaffneten Konflikten mit Blick auf das humanitäre Völkerrecht – Regeln im Krieg		134
	Georg Abel, Michael Sieland		
8	**Schritt 8: Abstimmungen mit Behörden und Institutionen**		**137**
	8.1 Anmeldung von Patienten bei einem Massenanfall von Verletzten (MANV)		137
	8.2 Kommunikation mit der Leitstelle		138
	8.3 Abstimmung mit dem örtlichen Energie-/Wasserversorger		138
	8.4 Vorgehen bei flächendeckendem Stromausfall – Unterstützung durch die Feuerwehr		139
	8.5 Abstimmung LebEL mit der ortsansässigen Polizei		139
	8.6 Abstimmung mit dem Gesundheitsamt		140
	8.7 Abstimmung mit dem Rettungsdienst bei Evakuierung bei Verdacht auf Weltkriegsbombe		141
	8.8 Übergabeort bei Räumung mit der Feuerwehr		141
	8.9 Absprachen mit benachbarten Krankenhäusern		141
9	**Schritt 9: Veröffentlichung des KAEP**		**143**
10	**Schritt 10: Schulungen und Übungen**		**145**
	10.1 Allgemeines		145
	10.2 Beispiel eines Schulungskonzepts		149
	Frank Sensen		
11	**Add on: Zertifizierung des KAEP nach den Kriterien von DAKEP/KTQ**		**153**
	Anforderung an die DAKEP-Zertifizierung der Krankenhausalarm- und Einsatzplanung (KAEP)		153
12	**Übersicht elektronisches Zusatzmaterial**		**160**
	Literaturverzeichnis		**162**

Einleitung

Krankenhäuser gehören zu den »Kritischen Infrastrukturen«, d. h., sie sind für die Daseinsvorsorge der Bevölkerung von elementarer Bedeutung. Durch den hochspezialisierten technischen Fortschritt in unserer Gesellschaft steigt jedoch die Verwundbarkeit (Vulnerabilität) auch in Krankenhäusern, die als Kompensation ein ausgefeiltes Risiko- und Krisenmanagement erfordert.

Der reibungslose Ablauf eines Krankenhausalltags wird von vielfältigen Risiken beeinflusst. Um ihnen effizient begegnen zu können, werden Krankenhausalarm- und Einsatzpläne (KAEP) erstellt. Diese Pläne enthalten nicht nur beschriebene Grundlagen, sondern auch Handlungsanweisungen und Checklisten. An die Handlungsanweisungen sind alle Mitarbeiter des Krankenhauses gebunden.

Natürlich können nicht alle Sonderlagen detailliert im Voraus geplant werden, jedoch sind strukturierte Handlungsanweisungen für die verschiedenen Funktionsträger eine hilfreiche Unterstützung. Und immer gilt: In begründeten Fällen, die sorgfältig zu dokumentieren sind, kann von den Handlungsanweisungen abgewichen werden.

Ein Krankenhausalarm- und Einsatzplan »lebt«, d. h., er muss ständig reevaluiert und aktualisiert werden. Es kommen in unserer vulnerablen Welt ständig neue Situationen vor. Denken Sie einmal an die Pandemie: 2019 haben wir nicht an eine weltweite Pandemie gedacht, die unsere Abläufe im Krankenhaus noch heute beeinflusst. Die Mitarbeit zur Reevaluation ist nicht nur Aufgabe der Arbeitsgruppe und des Leiters KAEP, sondern jeder Mitarbeiter ist gehalten, Beobachtungen und Änderungsvorschläge einzureichen.

In 10 Schritten (▶ Tab. 0.1) kommen Sie Ihrem Ziel, einen funktionierenden Krankenhausalarm- und Einsatzplan zu erstellen, deutlich näher. Nutzen Sie die Tabelle 1 ähnlich wie eine Checkliste und haken Sie die Punkte ab, die Sie bereits erledigt haben bzw. die Ihnen gut bekannt/geläufig sind.

Beachten Sie zwei wesentliche Punkte:

- Keep it simple.
- Haben Sie Geduld!

Tab. 0.1: Die 10 Schritte zur Erstellung des KAEP (siehe auch ▶ Kap. 12 Übersicht elektronisches Zusatzmaterial)

	Kapitel	Themen
Schritt 1	Grundsätzliches	• Allgemeines • Gesetzliche Regelungen • Leiter und Arbeitsgruppe KAEP • Aktualisierung und Fortschreibung des KAEP
Schritt 2	Lageerkundung – Bestandsanalyse	• Sichtung vorhandener Dokumente • Prüfung der Gültigkeit
Schritt 3	Risikoanalyse	• Nach Vorgaben des BBK • Checkliste der möglichen Sonderlagen • Digitale Lösung • BCM
Schritt 4	Inhaltsverzeichnis KAEP	• Aufbau und Struktur • Handlungsanweisungen/Checklisten
Schritt 5	Alarmierung	• Alarmierungswege • Kommunikationsdreieck
Schritt 6	Führungsstrukturen und besondere Bereiche	• Medizinischer Einsatzleiter • Operative Einsatzleitung • Krankenhauseinsatzleitung • Empfang/Telefonzentrale • Zentrale Notaufnahme • Psychosoziale Notfallversorgung • Treffpunkt für Mitarbeiter • Verkehrslenkung • Sammelplatz • Einsatzhelfer • Geschützte Stationen
Schritt 7	Sonderlagen	• Sonderlagen allgemein • MANV/MANE • Brand/Rauchentwicklung/Gasaustritt • Lebensbedrohliche Einsatzlagen • Räumung/Evakuierung • C-/B-/RN-Lagen • Ausfall technische Systeme und geplante Maßnahmen • Vorbereitung auf einen Verteidigungs-/Bündnisfall • Sonstige Lagen
Schritt 8	Abstimmung mit Behörden und Institutionen	• Feuerwehr • Rettungsdienst • Polizei • Gesundheitsamt • Kommune
Schritt 9	Veröffentlichung des KAEP	• Im Intranet • In Papierform an bestimmten Stellen • Gelenkte Dokumente

Tab. 0.1: Die 10 Schritte zur Erstellung des KAEP (siehe auch ▶ Kap. 12 Übersicht elektronisches Zusatzmaterial) – Fortsetzung

	Kapitel	Themen
Schritt 10	Schulungen und Übungen	• Schulungen e-Learning • Schulungen in Präsenz • Schulungskonzept • Gastbeitrag ZaNoWi • Ausgewählte Übungen
Add on	Zertifizierung	• DAKEP/KTQ-Zert

Eine Checkliste der 10 Schritte zur Erstellung des KAEP finden Sie zum Download im elektronischen Zusatzmaterial (▶ Kap. 12 Übersicht elektronisches Zusatzmaterial) unter der URL:

https://dl.kohlhammer.de/content/downloads/978-3-17-045148-3/10_Schritte_zum_KAEP.docx

1 Schritt 1: Grundsätzliches

1.1 Allgemeines

Aus dem Krankenhausbedarfsplan und der entsprechenden Zuordnung in die unterschiedlichen Versorgungsstufen sowie zugewiesenen Leistungsgruppen (wie z. B. in NRW) ergibt sich der jeweilige Versorgungsauftrag des betreffenden Krankenhauses. Inbegriffen hierbei ist auch die Versorgung größerer Patientenaufkommen durch Sonderlagen in angemessener Zeit.

Sonderlagen sind Gefahren- und Schadenslagen, die den Klinikalltag beeinträchtigen und zur Gefährdung von Patienten, Mitarbeitern und anderen Anwesenden im Krankenhaus führen können, d. h., sie beeinflussen die Funktionalität und Kapazität des betreffenden Krankenhauses (Wurmb u. a. 2016).

Die Bewältigung von Sonderlagen erfordert aufeinander abgestimmte Handlungsanweisungen, die den beteiligten Mitarbeitern leicht verständlich und in kurzer Ausführung ihre Aufgaben erklären. Mit Hilfe von Checklisten können sie selbst überprüfen, ob sie alle Aufgaben erledigt haben, wie beispielsweise die Alarmierung bestimmter Berufsgruppen. Die Planung muss alle relevanten Aspekte von der Patientenversorgung über den Schutz aller im Krankenhaus befindlichen Personen (Mitarbeiter, Besucher, Fremdfirmen etc.) berücksichtigen.

Oft wurden in den Krankenhäusern bedingt durch wirtschaftliche Überlegungen bestimmte Bereiche ausgelagert, wie z. B. Küche, Wäscherei, Logistikzentrum, und an Fremdfirmen vergeben. Die entsprechenden Firmen sind in die Planung mit einzubeziehen. Bei der Vergabe der Leistungen ist auf vertragliche Regelungen zu achten, dass die Mitarbeiter an den jährlichen Unterweisungen teilnehmen.

> Achten Sie bei der Vergabe der Leistungen an Fremdfirmen auf vertragliche Regelungen in Bezug auf die Teilnahme an jährlichen Unterweisungen.

Alle Handlungsanweisungen und Checklisten sowie das gesamte Dokument »Krankenhausalarm- und Einsatzplan« sind nach den Vorgaben des Qualitätsmanagements als gelenkte Dokumente verfügbar und mit dem Betriebsrat/Personalrat abgestimmt.

> Beziehen Sie den Betriebsrat/Personalrat rechtzeitig mit in Ihre Planung ein!

Einen sehr wichtigen Aspekt betrifft die Kommunikation. Angefangen von der Meldung und dem Meldeweg bis hin zur Kommunikation von der Basis zur Krankenhauseinsatzleitung sind die Kommunikationswege genau zu strukturieren. Alle Mitarbeiter haben sich an diese Struktur zu halten, die sich während einer Sonderlage anders gestaltet als im allgemeinen Klinikalltag. Nur in begründeten Fällen darf davon abgewichen werden. Diese sind sorgfältig zu dokumentieren.

1.2 Gesetzliche Regelungen

Die Zuständigkeit für den Katastrophenschutz liegt in der Bundesrepublik Deutschland bei den jeweiligen Ländern. Die gesetzliche Anforderung der Erstellung des Krankenhausalarm- und Einsatzplans wird in unterschiedlicher Ausprägung in den Ländergesetzen verankert. Meist wird über die Alarmplanung hinaus auch die Notwendigkeit der Übungen und die Abstimmung mit den Schnittstellenpartnern wie Feuerwehr, Rettungsdienst oder Polizei, um nur eine Auswahl zu nennen, gesetzlich geregelt.

Auch auf Bundesebene wird in zwei Bundesgesetzen die Notwendigkeit einer ausreichenden Planung geregelt: Im Zivilschutz- und Katastrophenhilfegesetz (ZSKG) wird in § 21 Abs. 4 den Trägern von Krankenhäusern vorgeschrieben, Einsatz- und Alarmpläne aufzustellen und fortzuschreiben. Das Gesetz für Kontrolle und Transparenz in Unternehmen (KontraG) regelt das gesetzlich geforderte Risikomanagement in Unternehmen, zu denen auch Krankenhäuser gehören.

> Katastrophenschutz ist Ländersache! Schauen Sie nach, welches Ländergesetz für Ihren Standort zutrifft und wie die genaue Formulierung lautet.

In den Ländern werden diese gesetzlichen Anforderungen behördlich unterschiedlich überprüft und abgestimmt. Die multiplen Krisen der letzten Jahre zeigen jedoch deutlich, wie wichtig ein gut funktionierender Krankenhausalarm- und Einsatzplan ist. Nicht nur die Katastrophenschutzgesetze der jeweiligen Länder, sondern auch die Arbeitsschutzvorschriften gewährleisten wird die Sicherheit des Personals.

Ein weiteres Bundesgesetz wird das KRITIS-Dachgesetz sein, das voraussichtlich im Laufe des Jahres 2025 Kraft treten wird. Dieses Gesetz vereint als Dachgesetz die Vorschriften für Betreiber Kritischer Infrastrukturen, die mit den betreffenden Branchenverbänden geeignete und verhältnismäßige Maßnahmen zur Risikominimierung ergreifen sollen. Durch diese gesetzliche Regelung werden Mindeststandards für alle Kritischen Infrastrukturen, zu denen auch das Gesundheitswesen gehört, geschaffen. Ein endgültiger Entwurf dieses neuen Gesetzes liegt zum Zeitpunkt des Erscheinens dieses Buches noch nicht vor.

Darüber hinaus ist ein zentrales Meldewesen eingetretener Sonderlagen in diesem Gesetz vorgesehen, an dem das Bundesamt für Bevölkerungsschutz und Katastrophenhilfe, ein Amt des Bundesministeriums des Innern und für Heimat (BMI), eine wesentliche Rolle spielen wird.

Für die zum Teil noch immer in einigen Krankenhäusern vernachlässigte Krankenhausalarm- und Einsatzplanung sorgt das KRITIS-Dachgesetz dafür, dass Geschäftsführer von Krankenhäusern in ihren Häusern Strukturen schaffen müssen, um die Vorgaben des Gesetzes einhalten zu können. Nicht geklärt allerdings ist u. a. der finanzielle Aspekt: Bisher ist die Finanzierung für das Risikomanagement in Krankenhäusern nicht geregelt, d. h., es erfolgt keine Refinanzierung durch die Krankenkassen.

> Schauen Sie sich das neue KRITIS-Dachgesetz nach der Inkraftsetzung genau an.

Es bleibt zu wünschen, dass sich durch die zukünftige Krankenhausreform eine finanzierbare Möglichkeit für das Risiko- und Krisenmanagement ergibt.

> **Merke:**
> - Sonderlagen sind Gefahren- und Schadenslagen, die die Funktionalität und Kapazität des Krankenhauses beeinflussen
> - Das ZSKG und das KonTraG regeln die Notwendigkeit eines KAEP auf Bundesebene
> - Katastrophenschutz ist Ländersache
> - Jedes Land hat die Anforderung, einen KAEP zu erstellen, unterschiedlich gesetzlich geregelt
> - Der Leiter KAEP informiert sich über das in seinem Land betreffende Gesetz
> - Der Betriebsrat/Personalrat wird frühzeitig in die Krankenhausalarm- und Einsatzplanung einbezogen
> - Arbeitsschutzvorschriften sorgen für die Sicherheit des Personals
> - Das KRITIS-Dachgesetz vereint die Regelungen für das Risikomanagement der Kritischen Infrastrukturen, zu denen auch das Gesundheitswesen gehört

1.3 Leiter KAEP und Arbeitsgruppe KAEP

1.3.1 Leiter KAEP

Aufgrund des enormen Zeitaufwands sollte die vollständige Projektarbeit »Krankenhausalarm- und Einsatzplanung« inklusive der regelmäßigen Mitarbeiterschulungen und Übungen nicht als »Nebenprodukt eines einzelnen Kümmerers« verstanden werden. Um einen anhaltenden Erfolg und damit die Resilienz des Krankenhauses zu gewährleisten, ist die Schaffung einer idealerweise der Geschäftsführung unterstellten Stabsstelle mit bestimmten Entscheidungskompetenzen unerlässlich.

> Die Position Leiter KAEP sollte als Stabsstelle in angemessenem Umfang und mit bestimmten Entscheidungskompetenzen für Sonderlagen direkt dem Geschäftsführer unterstellt sein.

Wird ein Leiter Krankenhausalarm- und Einsatzplanung (Leiter KAEP) benannt, der im Krankenhaus bereits eine andere Position einnimmt, wie z.B. Leiter Zentrale Notaufnahme oder Brandschutzbeauftragter usw., ist eine Freistellung für die Erstellung und Fortschreibung des KAEP mit ausreichenden Ressourcen in angemessener Höhe je nach Bettenzahl des Krankenhauses erforderlich.

> Einen Krankenhausalarm- und Einsatzplan schreibt man nicht nebenbei ohne Ressourcen!

Hierbei ist auch die Vertreterregelung von höchster Wichtigkeit, damit für alle Fragen, die den Krankenhausalarm- und Einsatzplan betreffen, ein Ansprechpartner zur Verfügung steht.

> Der Leiter KAEP braucht für die Zeit seiner Abwesenheit einen Vertreter.

Die Qualifikation des Leiters KAEP ist derzeit bundesweit nicht geregelt. Verschiedene Institutionen bieten unterschiedliche Fort- und Ausbildungen im Bereich Risiko- und Krisenmanagement an. Zu empfehlen sind jedoch u.a. folgende Voraussetzungen:

- Eine Ausbildung/ein Studium im notfallmedizinischen Bereich, wie z.B. Medizin, Pflegeausbildung, Notfallsanitäter oder wahlweise im Brand-/Arbeitsschutz
- Kenntnisse im präklinischen Bereich
- Führungserfahrung
- Erfahrung in Schnittstellenarbeit
- Organisationstalent
- Bereitschaft zur Arbeit in interdisziplinären Teams
- Bereitschaft zur Fortbildung in anderen Bereichen
- Erfahrung in Dozententätigkeit
- Erfahrung im Projektmanagement
- Ggf. eine weitere Qualifikation »Leiter KAEP« bzw. »Krisenmanager«

1.3 Leiter KAEP und Arbeitsgruppe KAEP

Der Leiter KAEP steht in seiner Funktion nicht allein. In Bezug auf die Erstellung von Krankenhausalarm- und Einsatzplänen arbeitet er eng mit dem Qualitäts- und dem klinischen Risikomanager zusammen und stimmt die Pläne mit ihnen ab. Alle Dokumente des KAEP werden nach den Vorgaben des Qualitätsmanagements in »gelenkter« Form nach DIN ISO 9001:2015, basierend auf den in der DIN ISO 9000 festgehaltenen Grundsätzen des Qualitätsmanagements hinterlegt. Diese beinhalten die Angaben des Verfassers, das Datum der Erstellung, die Angabe des Prüfers, das Datum der Prüfung und die Version des Dokuments sowie die Angabe des Datums der erneuten Überprüfung.

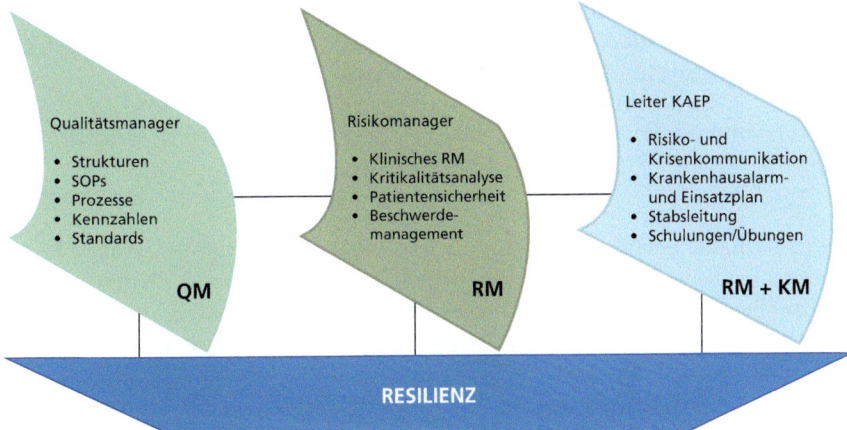

Abb. 1.1: Resilienzschiff

Die ▶ Abb. 1.1 verdeutlicht das »Resilienzschiff«. Nur gemeinsam können Qualitätsmanagement, Klinisches Risikomanagement und das Risiko- und Krisenmanagement für das Krankenhaus eine alltagstaugliche Resilienz bilden. Gute Vorplanung der möglichen Krisen ermöglicht eine suffiziente Abarbeitung der Krise und eine schnelle Wiederherstellung der Funktionalität. In der Stellenbeschreibung des Leiters KAEP wird festgehalten, ob er nicht nur verantwortlich für die Erstellung und Aktualisierung des KAEP ist, sondern auch eine Funktion bei einer eingetretenen Sonderlage ausübt, wie z. B. in der Krankenhauseinsatzleitung als Fachberater.

1.3.2 Arbeitsgruppe KAEP (AG KAEP)

Der Leiter KAEP gründet eine Arbeitsgruppe KAEP, in denen sich Mitglieder komplementär zu seiner eigenen Fachexpertise in regelmäßigen Abständen treffen. Der AG KAEP sollten Mitarbeiter aus folgenden Bereichen/Funktionen angehören:

- Ärztlicher Direktor
- Ärztlicher Leiter der Zentralen Notaufnahme
- Pflegedirektor/Pflegedienstleiter

- Pflegerischer Leiter der Zentralen Notaufnahme
- OP-Manager
- Leitung Personalabteilung
- Qualitätsmanager
- Leiter Technik
- Leiter IT/BCM
- Brandschutzbeauftragter
- Fachberater aus verschiedenen Bereichen

Um personelle Ressourcen zu sparen, können die Sitzungen themenbezogen nur mit den jeweils erforderlichen Mitarbeitern stattfinden. Zu jedem Treffen wird für alle Mitglieder der AG KAEP ein Protokoll erstellt. Empfehlenswert ist eine frühzeitige Einbindung des Betriebs- bzw. Personalrats.

> Jede Sitzung der AG KAEP wird protokolliert.

Der Leiter KAEP erstellt gemeinsam mit den Mitgliedern der Projektgruppe KAEP den Krankenhausausalarm- und Einsatzplan nach hauseigenen Kriterien. Hierbei wird auf bereits Vorhandenes zurückgegriffen. Wichtig und unerlässlich ist die vor der Erstellung des KAEP durchzuführende Risikoanalyse (siehe Schritt 3, ▶ Kap. 3).

Zu Beginn der Tätigkeit der Arbeitsgruppe KAEP empfiehlt sich zunächst eine Kickoff-Veranstaltung, bei der den Führungskräften das neue Projekt vorgestellt wird und ihnen Gelegenheit zur Mitarbeit gegeben wird.

> Binden Sie frühzeitig die Führungskräfte Ihres Krankenhauses mit in die Planung ein!

Es macht keinen Sinn, einen KAEP zu schreiben, ohne dass die Mitarbeiter Ihres Krankenhauses ihn kennen und diesen vor allem auch nachvollziehen können. Sie müssen in Ihrer Tätigkeit als Leiter KAEP damit rechnen, dass die Mitarbeiter nicht zuletzt bedingt durch die hohe Arbeitsdichte stark in ihrem Klinikalltag beschäftigt sind und sich auf die Funktionalität des Krankenhauses verlassen. Sonderlagen kommen im Klinikalltag nicht vor und sind naturgemäß unerwünscht. Es ist nur zu verständlich, dass sich die meisten Mitarbeiter ungern mit Störungen ihres Klinikalltags beschäftigen, vor allem wenn diese noch gar nicht aufgetreten sind.

Haben Sie Verständnis dafür, dass die Mitarbeiter Sie wenig mit zeitlicher Ressource unterstützen können. Es gibt aber in jedem Unternehmen Mitarbeiter, die Interesse an der Übernahme bestimmter Aufgaben haben. Durch eine Umfrage bei der Kickoff-Veranstaltung erhalten Sie meist positive Rückmeldungen. Dementsprechend stellen Sie die AG KAEP zusammen. Nach der Kickoff-Veranstaltung erfolgt ein Projektplan mit Terminierung der Sitzungen als Serie, wie z. B. 14-tägig donnerstags von 14–16 Uhr. Es werden, wie im Projektmanagement üblich, Meilensteine festgelegt und Arbeitspakete an die Mitglieder der AG KAEP verteilt.

1.4 Aktualisierung und Fortschreibung des KAEP

> Der Leiter KAEP benötigt bei der Erstellung die Unterstützung der Mitglieder der AG KAEP.

Im Verlauf, wenn der KAEP weitgehend erstellt ist, können die Abstände der Sitzungen je nach Bedarf vergrößert werden (▶ Abb. 1.2).

Abb. 1.2: Abstände der Sitzungen AG KAEP

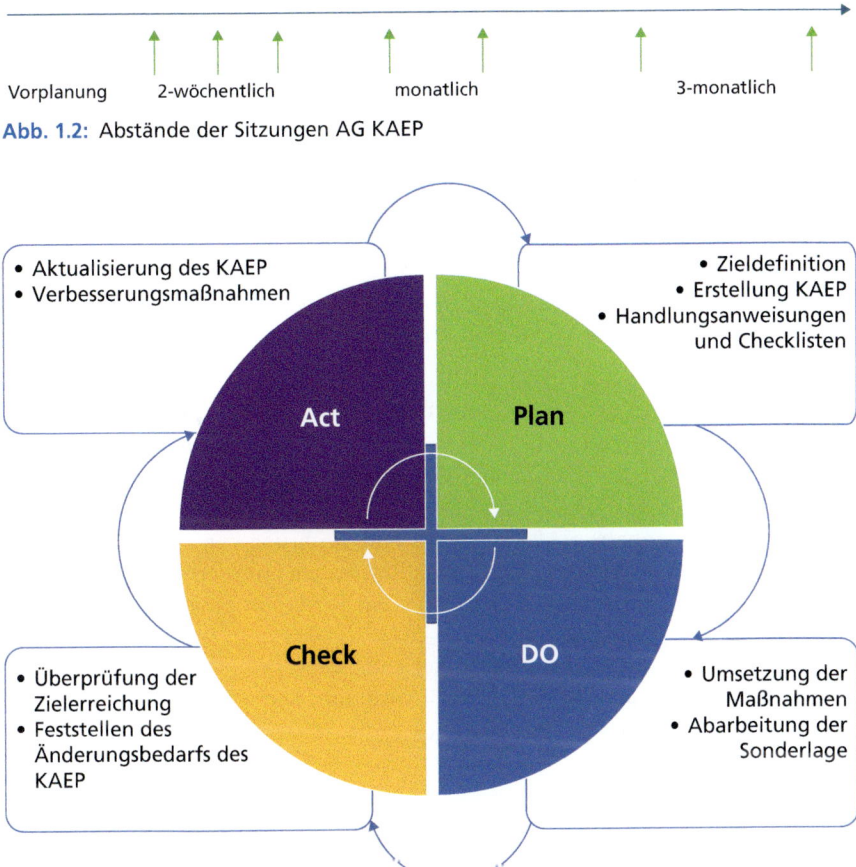

Abb. 1.3: Demingkreis (PDCA-Zyklus)

1.4 Aktualisierung und Fortschreibung des KAEP

Der KAEP muss in regelmäßigen Abständen (mindestens im Abstand von 3 Jahren) im Sinne des Demingkreises »Plan, Do, Check, Act« nach Fertigstellung reevaluiert werden (▶ Abb. 1.3). Alle Dokumente werden vor Veröffentlichung der Geschäftsleitung zur Abstimmung vorgelegt.

Als Redundanz liegt der KAEP den Mitarbeitern im Intranet sowie an ausgewählten Orten in gedruckter Form zur Verfügung. Die Hinterlegung im Intranet des Krankenhauses kann in einen öffentlichen (für alle Mitarbeiter) und einen nicht-öffentlichen Teil (für Führungskräfte) unterteilt werden. Es empfiehlt sich, eine limitierte gedruckte Ausgabe des KAEP und deren Hinterlegung nur an ausgewählten Orten vorzunehmen, z. B. ZNA, Empfang, Geschäftsführung, Büro Leiter KAEP, damit bei einer Aktualisierung der Austausch der Dokumente erleichtert wird und nicht verschiedene Versionen nebeneinander vorgehalten werden (siehe auch Schritt 9, ▶ Kap. 9).

> Hinterlegen Sie den KAEP in gedruckter Form limitiert nur an ausgewählten Stellen.

Allerdings können die entsprechenden Handlungsanweisungen für bestimmte Bereiche gesondert für die Mitarbeiter hinterlegt werden.

Merke:

- Der Leiter KAEP sollte in einer Stabsstelle dem Geschäftsführer unterstellt sein
- Für die Erstellung des KAEP sowie die Durchführung von Schulungen und Übungen sind angemessene personelle Ressourcen erforderlich
- Der Leiter KAEP ist verantwortlich für das Risiko- in ausgewählten Fällen auch für das Krisenmanagement
- Für seine Abwesenheit ist ein Vertreter benannt
- Die Arbeitsgruppe KAEP (AG KAEP) wird vom Leiter KAEP zusammengestellt
- Mitglieder kommen aus verschiedenen Bereichen komplementär zum Leiter KAEP
- Eine Kickoff-Veranstaltung für Führungskräfte geht der Arbeit der AG KAEP voraus
- Die AG KAEP trifft sich in regelmäßigen Abständen
- Die Sitzungen werden protokolliert
- Der Betriebs- bzw. Personalrat ist frühzeitig einzubinden
- Die Mitglieder der AG KAEP unterstützen den Leiter KAEP in der Erstellung des KAEP
- Der KAEP wird im Intranet veröffentlicht und nur an ausgewählten Stellen auch in gedruckter Version
- Alle Dokumente im KAEP werden nach Vorgaben des Qualitätsmanagements in »gelenkter« Form hinterlegt
- Der KAEP sollte in regelmäßigen Abständen, z. B. nach spätestens 3 Jahren, aktualisiert werden. Hierbei ist der PDCA-Zyklus maßgeblich

Reflexionsfragen in Form von Checklisten finden Sie zu allen Schritten zum Download im elektronischen Zusatzmaterial (▶ Kap. 12 Übersicht elektronisches Zusatzmaterial) unter der URL:

 https://dl.kohlhammer.de/content/downloads/978-3-17-045148-3/Reflexionsfragen_zu_Schritt_1-10.docx

2 Schritt 2: Lageerkundung – Bestandsanalysen

Im Rahmen der Vorbereitungen für die Erstellung des Krankenhausalarm- und Einsatzplans sollten vorhandene Pläne, Handlungsanweisungen und Checklisten, die bereits im Unternehmen veröffentlicht sind, gesichtet und auf Gültigkeit überprüft werden.

Dieses Kapitel spricht Sie als diejenigen Leiter KAEP an, die vor kurzer Zeit in ihrer Funktion benannt worden sind und eine Bestandsanalyse vornehmen. Nicht selten wurden im Vorfeld Dokumente von Abteilungen und Kliniken in Unkenntnis darüber erstellt, dass es ähnliche Anweisungen in anderen Bereichen eventuell schon gibt. Nehmen Sie sich für diesen Schritt 2 die Zeit, um in allen Abteilungen und Kliniken nachzuforschen, welche Dokumente, SOPs (Standard Operating Procedures) und Algorithmen bereits in den jeweiligen Bereichen veröffentlicht sind. Falls Sie erst vor kurzem als Leiter KAEP benannt worden sind, sollten Sie mit Ihrem Vorgänger eine Übergabe vornehmen oder falls dies nicht möglich ist, sichten Sie die Dokumente in den Ordnern in gedruckter Form. Es ist wichtig, dass Sie in allen Bereichen auf die Suche nach Dokumenten, Telefonlisten und Handlungsanweisungen gehen. Sie können diese Aufgabe zum Teil auch an die Arbeitsgruppe KAEP delegieren.

> Nehmen Sie sich Zeit für die Lageerkundung, welche Dokumente bereits im Krankenhaus vorhanden und veröffentlicht sind.

Eine gute Hilfe ist der Qualitätsmanager, der ggf. die Dokumente im Sinne des Qualitätsmanagements bereits gelenkt hat (zur Lenkung von Dokumenten s. u.). Vergewissern Sie sich, ob es ggf. auch ein digitales Tool gibt, in dem die gelenkten Dokumente hinterlegt sind. Im Folgenden werden Bereiche genannt, in denen Sie sich auf die Suche begeben sollten:

- **Zentrale Notaufnahme (ZNA)**
  Dort sind viele SOPs hinterlegt, die die klinische Versorgung der Patienten betreffen. Meist finden Sie hier auch die Prozesse beim Massenanfall von Verletzten (MANV). Auch die Absprachen z. B. der Meldewege mit der ortsansässigen Leitstelle und dem Ärztlichen Leiter Rettungsdienst liegen in schriftlicher Anweisung meist bei der Anmeldung in der ZNA vor.
- **Empfang/Telefonzentrale**
  Gerade am Empfang finden Sie oft eine von den Mitarbeitern selbst erstellte Telefonliste von Ärzten, Pflegedienstleitern oder weiteren Führungskräften.

Diese Liste können Sie als Basis für die Alarmierungsmatrix verwenden, wenn Sie das Vorgehen mit Ihrem Betriebs- bzw. Personalrat abgestimmt haben.

- **Klinik für (Unfall-)Chirurgie**
Falls Ihre Klinik für Unfallchirurgie Mitglied des regionalen oder überregionalen Traumanetzwerks ist, wird in regelmäßigen Abständen ein »Polytraumazirkel« eingerichtet sein. Der Leiter dieses Zirkels kann Ihnen Auskunft geben über die SOPs, die bereits erstellt worden sind, sowie über die Überlegungen, die für Sonderlagen wie MANV angestellt worden sind.

- **Weitere Kliniken**
Erkundigen Sie sich, ob in den einzelnen Kliniken SOPs erstellt worden sind, die das Thema »Sonderlagen« betreffen, wie z. B. Handlungsanweisungen bei Stromausfall im OP.

- **Abteilung Technik/Brandschutzbeauftragter**
In der Brandschutzordnung finden Sie vorrangig in Teil B Vorgaben der Räumung eines Bereiches im Brandfall/einer Rauchentwicklung. Lassen Sie sich die Evakuierungswege von den Experten erklären und passen Sie im späteren Schritt Ihr Evakuierungskonzept daran an.
Fragen Sie den Leiter der Abteilung Technik nach Handlungsanweisungen bei Ausfall technischer Systeme. Oft wurden bereits dementsprechende Dokumente erstellt.

- **IT-Abteilung/Telefonie**
Gerade in der Abteilung IT finden Sie mit hoher Wahrscheinlichkeit Vorkehrungen, wie mit Cyberangriffen und/oder IT-Ausfällen sowie Ausfällen der Telefonanlagen umgegangen und welche initialen Maßnahmen ergriffen werden sollen.
Beachten Sie die Gesetzgebung der jüngsten Vergangenheit, z. B. das KRITIS-Dachgesetz, das zur Zeit der Veröffentlichung dieses Buches noch nicht verabschiedet worden ist. In diesem und auch anderen Gesetzen werden die erforderlichen Maßnahmen zur Sicherung der kritischen Infrastruktur Krankenhaus geregelt.

- **Pflegedienstleitung/Pflegedirektion**
Für die größte Berufsgruppe im Krankenhaus existieren im Allgemeinen zahlreiche Dienstanweisungen und Empfehlungen, die Sie z. T. in den KAEP mit aufnehmen können. Gehen Sie über die Stationen und sprechen Sie mit den Stationsleitungen, oft finden Sie interne Anweisungen in den Stationszimmern angebracht sind.

- **Sonstige Bereiche**
Per Rundmail beispielsweise können Sie in anderen Bereichen nach Dokumenten und Verfahrensanweisungen fragen.

- **Geschäftsleitung**
Last but not least finden Sie in der Geschäftsleitung Vereinbarungen und Anweisungen an verschiedene Bereiche, die in den Themenkomplex KAEP gehören. Möglicherweise wurde bereits von Ihrem Vorgänger eine Geschäftsordnung erstellt, die Sie zu beachten haben.

2 Schritt 2: Lageerkundung – Bestandsanalysen

Wenn Sie im Krankenhaus die Lageerkundung in allen wichtigen Bereichen abgeschlossen haben, beginnen Sie in der Arbeitsgruppe KAEP mit der Sichtung der Dokumente und katalogisieren Sie diese. Achten Sie auf das Datum der Veröffentlichung!

> Nach der Lageerkundung beginnen Sie mit der Sichtung und Katalogisierung der Dokumente.

Wie bereits erwähnt, ist eine Dokumentenlenkung als wesentlicher Bestandteil des Qualitätsmanagementsystems extrem wichtig. Sie sorgt dafür, dass nicht verschiedene Dokumente in unterschiedlichen Versionen und zu unterschiedlichen Veröffentlichungsdaten existieren. In der Fußnote wird vermerkt, dass nur die aktuelle Version im Internet gültig ist. Nach der DIN EN ISO 9001 (Abschnitt 7.5.3) bedeutet die Lenkung von Dokumenten, dass diese jederzeit verfügbar sind, jederzeit in einer lesbaren Form vorliegen und die jeweilige Version dementsprechend gekennzeichnet ist. Abbildung 2.1 zeigt ein Muster einer Dokumentenlenkung (▶ Abb. 2.1). Folgende Parameter müssen enthalten sein:

- Einteilung in Kategorien, wie z. B. Verfahrensanweisung, Arbeitsanweisung, Handlungsanweisung etc.
- Benennung der Version des erstellten Dokuments
- Name des Mitarbeiters/der Stabsstelle, der das Dokument erstellt hat
- Name des Mitarbeiters, der das Dokument geprüft hat
- Datum der Autorisierung durch die Geschäftsführung
- Kennzeichnung der entsprechenden Stellen, an denen das Dokument veröffentlicht wird
- Datum der letzten Dokumentenprüfung und Reevaluierung (meist nach 3 Jahren)

Hier das Logo Ihrer Klinik	Version	z. B. 1.0
Krankenhausalarm-und Einsatzplanung (KAEP) Hier Betreff	Erstellt von/am	Name des Mitarbeiters/ Datum
	Geprüft von/am	z. B. Leiter KAEP
Geltungsbereich: Für alle Kliniken KTQ-Kategorie: Sicherheit - Risikomanagement	Autorisiert von/am	Geschäftsführung
	Überprüfen am	3 Jahre nach o. g. Datum

Abb. 2.1: Lenkung eines Dokuments

Am Ende des Dokuments unterschreiben die Verantwortlichen, wie Ersteller, Prüfer, Verantwortlicher, mit Namen und Notierung des Datums der Unterschrift. Erst danach wird das Dokument für alle Mitarbeiter sichtbar veröffentlicht. Das Original verbleibt zur Archivierung beim Leiter KAEP. Die Abteilung Qualitätsmanagement überwacht den Dokumentenlenkungsprozess und organisiert regelmäßige Audits.

> **Merke**
>
> - Sichten Sie alle im Krankenhaus relevanten Dokumente, besonders in den Bereichen Geschäftsführung, Zentrale Notaufnahme, Abteilung Technik, Empfang, Pflegedienstleitung etc.
> - Nehmen Sie sich Zeit zur Sichtung der vorhandenen Dokumente
> - Nehmen Sie Kontakt auf zum Qualitätsmanager Ihrer Klinik
> - Überprüfen Sie die Aktualität und Gültigkeit der Dokumente
> - Lenken Sie alle Dokumente wie in ▶ Abb. 2.1 angegeben

Reflexionsfragen in Form von Checklisten finden Sie zu allen Schritten zum Download im elektronischen Zusatzmaterial (▶ Kap. 12 Übersicht elektronisches Zusatzmaterial).

3 Schritt 3 Risikoanalyse

3.1 Erstellung einer Risikoanalyse

Vor Erstellung des KAEP wird eine Risikoanalyse nach den Vorgaben des Bundesamts für Bevölkerungsschutz (BBK 2015) durchgeführt (▶ Abb. 3.1). Diese Risiken werden bewertet und priorisiert. Dazu gehört auch eine Gefährdungsbeurteilung des Standorts, wie z. B. Gebäude am Hang, Hochwassergefahr etc.

> Risikoanalyse vor Erstellung/Aktualisierung!

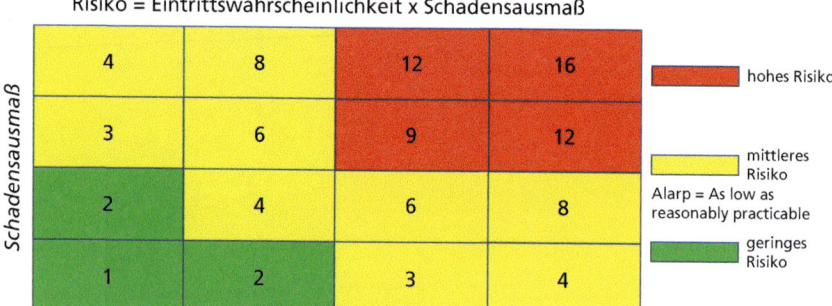

Abb. 3.1: Risikomatrix

Die Risikoanalyse gliedert sich in folgende 3 Punkte auf:

1. Kritikalitätsanalyse
   Identifikation kritischer Prozesse
   Beispiel: Alarmierungswege – wie wird eine Meldung von extern oder intern an wen weitergeleitet?
2. Gefährdungsanalyse
   Identifikation realer Gefahren für das Krankenhaus und deren Eintrittswahrscheinlichkeit
   Beispiel: Hochwassergefahr/Starkregen – wo befinden sich die Notstromaggregate, im Kellergeschoss?

3. Verwundbarkeitsanalyse
Welche Szenarien aus der Gefährdungsanalyse haben Einfluss auf die kritischen Prozesse in der Kritikalitätsanalyse?
Beispiel: Ausfall Telefonanlage – existieren Redundanzen bei der Weiterleitung von Meldungen an die Verantwortlichen?

Das Prinzip der Risikoanalyse folgt für den Krankenhausalarm- und Einsatzplan den Vorgaben des BBK. Es kann ein vier- oder fünfstufiges System verwendet werden. Digitale Lösungen vereinfachen die Risikoanalyse und haben den Vorteil, dass sie im Verlauf vergleichbar und grafisch darstellbar sind. Sie bieten darüber hinaus einen guten Überblick über die Risikoreduzierungen durch die getroffenen Maßnahmen. Es werden die jeweiligen Risiken nach Eintrittswahrscheinlichkeit multipliziert mit dem zu erwartenden Schadensausmaß bewertet und in eine Tabelle eingetragen. Für jeden Punkt können 1–4 Punkte (bzw. 1–5 bei fünfstufigem Vorgehen) vergeben werden. Je nach ermitteltem Wert wird das Risiko einer Farbe zugeordnet (Rot = hohes Risiko, Gelb = mittleres Risiko, Grün = geringes Risiko).

Das ALARP-Prinzip bedeutet »As low as reasonably practicable«, übersetzt stellt es das Risiko dar, das so niedrig ist, wie es vernünftigerweise praktikabel ist. Gewissermaßen stellt dieses Prinzip diejenige Risikoreduzierung dar, die durch gezielte Maßnahmen erreicht werden sollte. Meistens liegt der Wert im gelben Bereich. Liegen Risiken über ALARP, müssen sie durch vertretbaren finanziellen und technischen Aufwand wieder in den ALARP-Bereich gebracht werden. Abbildung 3.2 zeigt den Risikomanagementprozess (▶ Abb. 3.2).

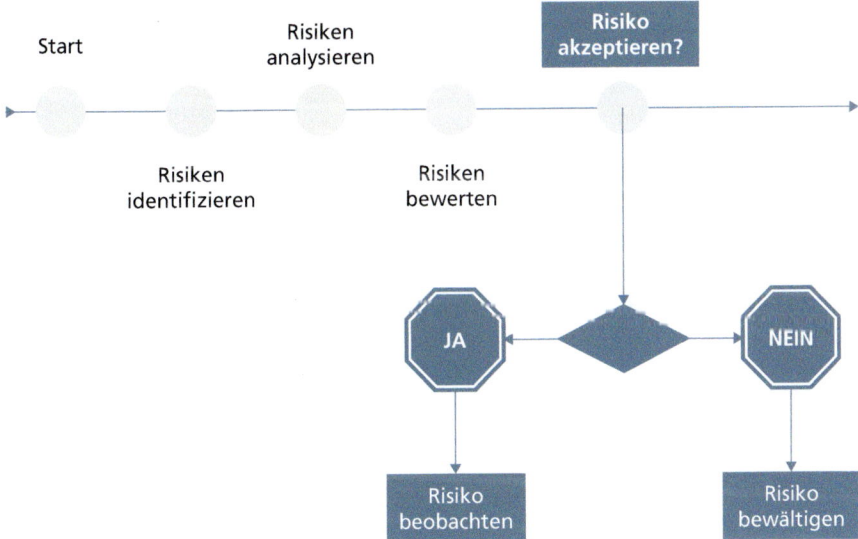

Abb. 3.2: Risikomanagementprozess

Je nach Ergebnis der Priorisierung wird besonderen Wert auf die Erhaltung der Funktionalität des Krankenhauses gelegt (Wurm u. a. 2016). Die Zielsetzung der Erstellung eines funktionierenden Krankenhausalarm- und Einsatzplans ist, die Funktionalität des Krankenhauses zu erhalten bzw. schnell wiederherzustellen. Besonderes Augenmerk sollten Sie auf die Risiken legen, die durch menschliches Versagen in Folge entstehen können. James Reason, ein britischer Psychologe, hat 2000 das »Schweizer Käsemodell« vorgestellt (Reason 2020). Miteinander kombinierte Risiken können zu einem großen Schaden für die Patienten und Mitarbeiter (▶ Abb. 3.3) führen.

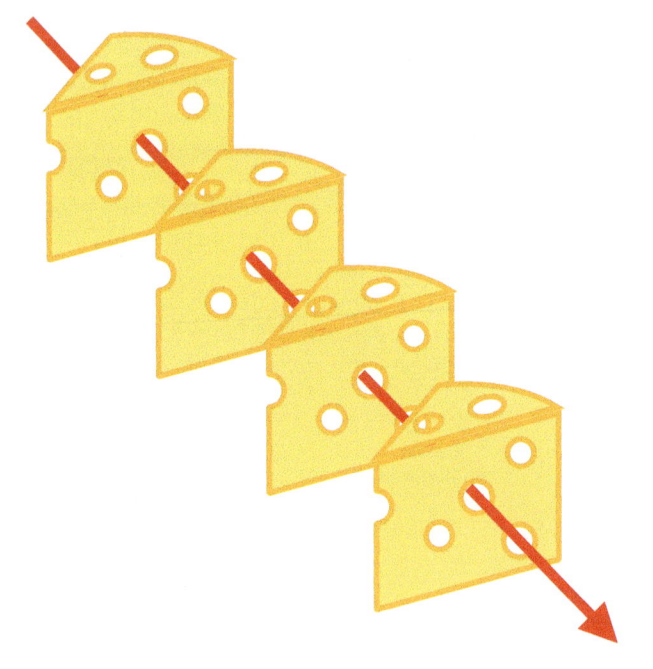

Abb. 3.3: Schweizer-Käse-Modell (nach Reason 2020)

Ich möchte Ihnen die Überlegungen von James Reason an einem Beispiel erläutern: Sie haben in Ihrem Krankenhausalarm- und Einsatzplan den Meldeweg definiert. Es kommt am Sonntagmorgen 07:00 Uhr zu einem Ausfall des Aufzugs, er bleibt zwischen zwei Etagen stehen. Im Aufzug befindet sich ein Intensivpatient unter maschineller Beatmung, der in den OP gefahren werden sollte. Die mitgebrachte Sauerstoffflasche hat eine Reserve von maximal 15 Minuten. Im Aufzug wird der Notfallknopf betätigt. Die Meldung kommt zwar an der Zentrale an, jedoch ist eine Kommunikation nicht möglich, da eine technische Störung vorliegt, die zuvor noch niemand bemerkt hat. Die Wartung des Aufzugs steht im nächsten Monat an. Der Mitarbeiter der Zentrale verständigt die Werkstatt, die aufgrund der Uhrzeit erst in 30 Minuten eintreffen wird. Er meldet den Ausfall des Aufzugs nicht dem Medizinischen Einsatzleiter, der vor Ort eine Lageerkundung vornehmen könnte.

Das Krankenhauspersonal im Aufzug macht sich durch lautes Klopfen bemerkbar. Da der Aufzug in einer Ecke des Krankenhauses liegt, hört niemand die akustischen Versuche. Der Patient wird anstatt mit hochprozentigem Sauerstoff mit Raumluft beatmet und wird geschädigt. Dieser bewusst konstruierte Fall zeigt folgende »Käselöcher«:

- Der Ausfall des Aufzugs kann zwar gemeldet werden, aber es ist keine Kommunikation möglich.
- Der Mitarbeiter in der Zentrale kann das Risiko nicht bewerten, da er nicht weiß, dass sich im Aufzug ein gefährdeter Patient befindet.
- Der Mitarbeiter kennt die Handlungsanweisung »Ausfall Aufzug« in Ihrem KAEP nicht und meldet die Störung nicht dem Medizinischen Einsatzleiter, der eine Lageerkundung vor Ort hätte vornehmen können.
- Die Mitarbeiter der Intensivstation haben keine zweite Sauerstoffflasche für den Transport mit sich geführt.
- Der Mitarbeiter der Zentrale hätte die Feuerwehr rufen müssen, da Gefahr im Verzug vorlag.

Sie sehen, dass ein einzelnes Risiko vermutlich hätte beseitigt werden können, da jedoch mehrere Risiken gleichzeitig bestanden haben, kommt es zu einer Schädigung des Patienten. Wichtig in diesem Zusammenhang ist nicht nur die Risikoanalyse, und zwar jedes Risiko für sich zu betrachten, sondern allumfassend zu beurteilen.

> Durch die Wechselwirkung mehrerer Risiken kann ein erheblich größeres Schadensausmaß entstehen.

Wie erstellen Sie nun die Risikomatrix für Ihren Krankenhausalarm- und Einsatzplan? Anhand einer Beispiel-Risikomatrix erfahren Sie, wie Sie sich Ihre Checkliste für die Risiken in Ihrem Krankenhäusern erstellen. Nutzen Sie hierfür das ausführliche Beispiel im elektronischen Zusatzmaterial zu diesem Buch und passen es an Ihre Gegebenheiten an.

> Die Beispiel-Checkliste finden Sie zum Download im elektronischen Zusatzmaterial (▶ Kap. 12 Übersicht elektronisches Zusatzmaterial) unter der URL:
>
> https://dl.kohlhammer.de/content/downloads/978-3-17-045148-3/ Checkliste_Beispiel-Risikomatrix_somatisches_Krankenhaus.xlsx

> Erstellen Sie Ihre individuelle Checkliste und nutzen hierfür das angegebene Beispiel.

3 Schritt 3 Risikoanalyse

Wenn Sie Ihre Checkliste erstellt haben, führen Sie gemeinsam mit der Arbeitsgruppe KAEP die Risikoanalyse durch und tragen die jeweiligen Beurteilungen ein. Die Tabelle ist so konzipiert, dass Sie das Produkt aus Eintrittswahrscheinlichkeit und Schadensausmaß direkt farblich erkennen können.

> Risiko = Eintrittswahrscheinlichkeit × Schadensausmaß

Wenn Sie die Risikoanalyse beendet haben, können Sie die einzelnen zu bearbeitenden Risiken priorisieren. Bei der Erstellung/Aktualisierung Ihres KAEP bearbeiten Sie zunächst die rot markierten Risiken, denn deren Eintrittswahrscheinlichkeiten bzw. Schadensausmaße sind am höchsten. Die Risikoanalyse ist jährlich erneut durchzuführen.

> Führen Sie die Risikoanalyse jährlich durch.

Merke

- Vor der Erstellung des KAEP bzw. der Aktualisierung von bereits Vorhandenem wird eine Risikoanalyse erstellt
- Erstellen Sie eine Checkliste und nehmen Sie sich Zeit
- Priorisieren Sie die Risiken und bearbeiten Sie zunächst die Risiken aus dem roten Bereich
- Führen Sie die Risikoanalyse jährlich durch
- Bei hohen Risiken überlegen Sie die Wechselwirkungen der Einzelrisiken

Reflexionsfragen in Form von Checklisten finden Sie zu allen Schritten zum Download im elektronischen Zusatzmaterial (► Kap. 12 Übersicht elektronisches Zusatzmaterial).

3.2 Business-Continuity-Managementsysteme in Krankenhäusern

Tim Neubert[1], Benedikt Schwarz[2]

3.2.1 KAEP und BCMS – Grundgedanken

Die Erstellung des KAEP erfolgt – wie bereits in (▶ Kap. 1.4 beschrieben – grundsätzlich szenariobasiert und phasenorientiert entlang des PDCA-Zyklus-Modells. Jede Phase des PDCA-Zyklus-Modells ist dabei mit konkreten Maßnahmenpaketen hinterlegt, die sich wiederholen, um einen kontinuierlichen Verbesserungsprozess zu gewährleisten.

Business-Continuity-Managementsysteme (BCMS) werden auf Basis der organisations- bzw. einrichtungsspezifisch zu erhebenden zeitkritischen Geschäftsprozesse und der kritischen Ressourcen konzeptioniert. Idealerweise wird dazu die Prozesslandkarte der Organisation (Haupt-, Teil- und Unterstützungsprozesse) als Grundlage verwendet, um bereits in der BCMS-Konzeptionierungsphase Interdependenzen (Prozessabhängigkeiten) zu identifizieren.

- KAEP: Konzeptionierung nach Bemessungsszenarien im Kontext der Einrichtung bzw. der Organisation
- BCMS: Konzeptionierung nach zeitkritischen Geschäftsprozessen und kritischen Ressourcen

Aus dem Zielbild der KAEP, nämlich der möglichst langen Aufrechterhaltung der Patientenversorgung und der Sicherstellung der Funktionsfähigkeit des Krankenhauses, leiten sich für die Anwendenden konkrete Leitfragen ab, die mit der Konzeptionierung der Aufbau- und Ablauforganisation von BCMS (Allgemeine Aufbauorganisation (AAO) vs. Besondere Aufbauorganisation (BAO) vs. Krankenhauseinsatzleitung (KEL)) im Kontext der Einrichtung bzw. der Organisation vergleichbar sind. BCMS fokussieren sich auf die Aufrechterhaltung zeitkritischer Geschäftsprozesse einer Einrichtung bzw. einer Organisation, unabhängig von der Ursache des Ausfalls (KAEP: szenariobasiert). Geschäftsprozesse im Sinne des BCMS sind verknüpfte und voneinander abhängige Prozessebenen (Haupt-, Teil- und Unterstützungsprozesse). Der Parameter Zeitkritikalität (analog zu Punkt 1 der aufgeführten Risikoanalyse, ▶ Kap. 3.1) wird durch zuvor festgelegte Zeithorizonte im Rahmen einer Business-Impact-Analyse (BIA) ermittelt. In dieser wird jeder Geschäftsprozess methodisch betrachtet und dessen Ausfall in mehreren Kategorien (einrichtungsspezifisch definierte Zeithorizonte und Schadensszenarien) bewertet. Als zeitkritisch im Sinne des BCMS gilt ein Geschäftsprozess dann,

---

1 Manager BCM & Resilience, PricewaterhouseCoopers GmbH
2 Professional, Audit & Assurance, Business Continuity Assurance, Deloitte GmbH Wirtschaftsprüfungsgesellschaft, Köln

wenn er in einer der Schadensszenarien (Verstoß gegen Gesetze, Vorschriften und Verträge; finanzielle Auswirkungen; negative Innen- und Außenwirkung (Imageschaden); Beeinträchtigung der Aufgabenerfüllung; Beeinträchtigung der persönlichen Unversehrtheit) innerhalb der in der BIA definierten Zeithorizonte ein Untragbarkeitsniveau (Toleranzschwelle) erreicht. Rückwärtsgewandt leiten sich aus dieser Toleranzschwelle die zu initiierenden Maßnahmen (Wiederanlaufparameter, max. zulässiges Datensicherungsintervall) pro zeitkritischem Geschäftsprozess ab.

3.2.2 BCMS-Reifegrade

Der im Jahr 2023 als konkrete Umsetzungshilfe veröffentlichte BSI-Standard 200–4 stellt dazu drei BCMS-Reifegrade (Reaktiv-, Aufbau- und Standard-BCMS) zur Verfügung, die es Einrichtungen bzw. Organisationen jeglicher Größe ermöglichen, ein BCMS ressourcenadaptiert einzuführen. Für Einrichtungen der Kritischen Infrastruktur entfällt der Reifegrad Reaktiv-BCMS allerdings, da er vom Methodik- und Konzeptionsumfang zu niedrig gestaltet ist. Für diese Einrichtungen bietet sich der Einstieg über den Reifegrad des Aufbau-BCMS an (▶ Tab. 3.1).

Tab. 3.1: BCMS-Reifegrade

Reifegrad	Erläuterung
Reaktiv-BCMS	• Besonders geeignet für die zeitnahe Absicherung zeitkritischer Geschäftsprozesse • Durchführung einer Voranalyse (BIA-Vorfilter) • Durchführung einer BIA »light« • Durchführung eines Soll-Ist-Vergleichs • Idealerweise geeignet für Einrichtungen und Organisationen ohne Erfahrungen mit Managementsystemen • Konzeptionelle Festlegung der Grundsätze zur Stabsarbeit • Keine vollständige Abdeckung aller zeitkritischen Geschäftsprozesse • Initiale Erstellung reaktiver Notfalldokumente • Ausgangsbasis für konsistente Reifegradentwicklung hin zum Standard-BCMS • Durch sektorenspezifische gesetzliche und regulatorische Anforderungen teilweise nicht realisierbar
Aufbau-BCMS	• Besonders geeignet für Einrichtungen und Organisationen, die bereits Erfahrungen mit Managementsystemen besitzen • Erstellung einer Geschäftsordnung zur Stabsarbeit • Durchführung einer Voranalyse (BIA-Vorfilter) • Durchführung einer BIA • Durchführung eines Soll-Ist-Vergleichs • Durchführung einer BCM-Risikoanalyse • Methodische Ermittlung von Prozessabhängigkeiten der Einrichtung bzw. Organisation (ab Aufbau-BCMS) • Systematische Erweiterung des Prozessumfangs im Vergleich zum Reaktiv-BCMS

Tab. 3.1: BCMS-Reifegrade – Fortsetzung

Reifegrad	Erläuterung
	• Erstellung reaktiver Notfalldokumente zur Geschäftsfortführung, zum Wiederanlauf und zur Wiederherstellung auf Prozess- und Ressourcenebene • Bei Vorliegen gesetzlicher und/oder regulatorischer Anforderungen ausreichend, wenn alle regulierten Geschäftsprozesse im Geltungsbereich berücksichtigt sind
Standard-BCMS	• Erhebung aller zeitkritischen Geschäftsprozesse im Rahmen der definierten BIA-Parameter • Erstellung einer Geschäftsordnung zur Stabsarbeit • Durchführung einer BIA • Durchführung einer BCM-Risikoanalyse • Durchführung eines Soll-Ist-Vergleichs • Erstellung reaktiver Notfalldokumente zur Geschäftsfortführung, Wiederanlauf und Wiederherstellung auf Prozess- und Ressourcenebene • Erstellung eines Konzeptes zur Ereigniskommunikation (Außen- und Innenkommunikation) • Erstellung und Etablierung eines angemessenen Test- und Übungskonzeptes • Vollständige Synchronisation mit anderen Managementsystemen (z. B. ISMS gemäß ISO 27001) • Das Standard-BCMS bietet der Institution bzw. Organisation den erforderlichen Reifegrad für eine Zertifizierung gemäß ISO-Standard 22301

3.2.3 Aufrechterhaltung der Funktionsfähigkeit und Sicherstellung der Patientenversorgung

Mithilfe eines BCMS soll sichergestellt werden, dass eine Einrichtung bzw. eine Organisation die Geschäftstätigkeit auf dem individuell definierten Regelbetriebsniveau aufrechterhalten oder zeitnah und u. a. ohne größere finanzielle oder andere negative Innen- und Außenwirkungen wiederherstellen kann. Des Weiteren sollen präventive Maßnahmen für unvorhergesehene Betriebsunterbrechungen geplant und umgesetzt werden, sodass der Geschäftsprozess im Falle einer Betriebsunterbrechung wiederanlaufen und auf einem Notbetriebsniveau (im Kontext der Einrichtung bzw. der Organisation) fortgeführt werden kann.

Die aufgeführten Begrifflichkeiten lassen sich am besten an einem konkreten krankenhausspezifischen Beispiel erläutern: In einem Krankenhaus ist durch einen Brand im Bereich der Küche die Zubereitung der Mahlzeiten für die Patienten ausgefallen. Mithilfe der vorab definierten Meldekette wird dieser Vorfall an die zuständigen Stellen gemeldet. Dadurch, dass die Essensversorgung ausschlaggebend für die Sicherstellung der Patientenversorgung und deshalb im Vorhinein im Rahmen einer BIA als zeitkritischer Geschäftsprozess identifiziert worden ist, gilt es nun, schnellstmöglich und ohne größere negative Auswirkungen u. a. für die Patientensicherheit, das Image und das Personal den Geschäftsprozess wiederherzustellen bzw. auf einem Notbetriebsniveau wiederanlaufen zu lassen. Aus diesem Grund treten entsprechend im Vorhinein definierte Maßnahmen in Kraft. Mithilfe von in anderen Gebäudeteilen vorgehaltenen kalten Notfallrationen kann der Geschäftsprozess auf dem vorab definierten Notbetriebsniveau *wiederanlaufen*. Die Notfallrationen reichen für eine Mahlzeit pro Patient und die maximal tolerierbare Ausfallzeit (MTA) des Geschäftsprozesses wird daher auf 12 h festgelegt. Bis zu diesem Zeitpunkt nach Ereigniseintritt ist es notwendig, dass die kritischen Ressourcen in der Küche *wiederhergestellt* werden und der Betrieb erneut auf dem Regelbetriebsniveau (im Kontext der Einrichtung bzw. der Organisation) laufen kann.

3.2.4 Frühzeitige Identifizierung von Störungen, Notfällen und Krisen ausschlaggebend für die Auswirkung des Ereignisses

Die frühzeitige Identifizierung von potenziell das Regelbetriebsniveau gefährdenden Ereignissen ist von hoher Bedeutung. Mithilfe eines BCMS kann anhand festgelegter Kriterien identifiziert werden, ob es sich um eine Störung, einen Notfall oder eine Krise handelt. Die Abgrenzung zwischen den einzelnen Ereignisklassifizierungen ist in Abbildung 3.4 dargestellt. Eine Störung ist eine Situation, welche in der Regel innerhalb des Normalbetriebs durch die Regelorganisation (BCMS: AAO; KAEP: MedEL) behoben wird. Beispielsweise stehen als zeitkritisch identifizierte Geschäftsprozesse oder Ressourcen nicht wie vorgesehen zur Verfügung. Eine Störung kann zu einem Notfall eskalieren, wenn beispielsweise ein zeitkritischer Geschäftsprozess nicht innerhalb der MTA wiederhergestellt werden kann. Die MTA beschreibt die Zeitspanne, die ein als zeitkritisch definierter Geschäftsprozess nicht zur Verfügung stehen kann, bevor nicht mehr tolerierbare Schäden für die Einrichtung bzw. die Organisation eintreten. Als Krise klassifizierte Ereignisse liegen bei einem Ausfall mindestens eines als zeitkritisch identifizierten Geschäftsprozesses vor, für dessen Wiederanlauf keine Notfallpläne vorliegen bzw. diese ereignisspezifisch nicht wirksam angewendet werden können. Notfälle und Krisen erfordern im BCMS die Etablierung einer BAO, welche in Krankenhäusern in Form einer KEL umgesetzt werden kann (▶ Abb. 3.4).

Durch die anhand festgelegter Eskalationskriterien schnelle Klassifizierung eines Schadensereignisses als Notfall können vorhandene Notfallpläne ohne Zeitverzug aktiviert werden. Parallel wird mit der Umsetzung der vorbereiteten Maßnahmen zum Wiederanlauf und zur Wiederherstellung begonnen, um eine zeitnahe Rückkehr in den definierten Normalbetrieb (Regelbetriebsniveau) zu gewährleisten. Letztendlich werden das Schadensereignis anhand definierter Kriterien wieder deeskaliert und Nacharbeiten (in unserem Beispiel ist das das Herstellen von warmer Nahrung für die Patienten) durchgeführt, welche aufgrund des Notbetriebs nicht erfolgt sind.

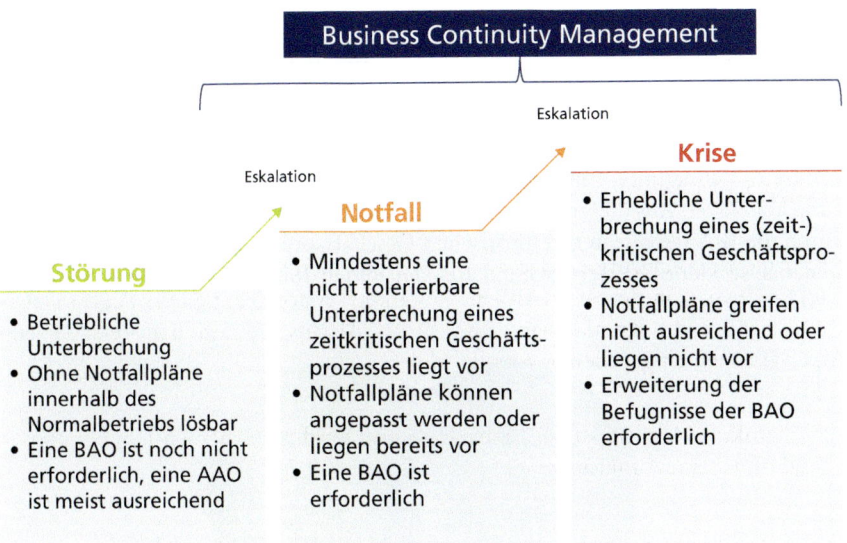

Abb. 3.4: Abgrenzung Störung, Notfall und Krise (in Anlehnung an BSI 2023, S. 20, Abb. 2)

3.2.5 Identifizierung der zeitkritischen Geschäftsprozesse

Wie bereits erwähnt, gilt es, die zeitkritischen Geschäftsprozesse und die kritischen Ressourcen mithilfe einer BIA (in Kombination mit einer BCM-Risikoanalyse) methodisch zu identifizieren und zu bewerten. Die durch die BIA erhobenen Parameter (Untragbarkeitsniveau und MTA) dienen der BAO im konkreten Ereignisfall dazu, Ressourcen und Maßnahmen im Kontext aller zeitkritischen Geschäftsprozesse dezidiert zu priorisieren. Grundlage für die Erstellung einer BIA ist eine Übersicht aller Geschäftsprozesse (Haupt-, Teil- und Unterstützungsprozesse) der betrachteten Einrichtung (z. B. in Form einer Prozesslandkarte).

Die beschriebene Vorgehensweise bei der Identifizierung der Risiken bzw. kritischen Geschäftsprozesse beim BBK unterscheidet sich von der Herangehensweise bei einem BCMS. Es sind jedoch auch Synergien festzustellen, welche durch kleinere Anpassungen in der Vorgehensweise bzw. durch Ergänzungen ausgebaut werden können. Beide Managementsysteme nutzen den PDCA-Zyklus im Sinne eines immer wiederkehrenden Konzeptionierungs-, Denk- und Handlungsablaufes, um die Vorgehensweise bei der Erstellung, Umsetzung und Durchführung zu beschreiben. Je öfter dieser PDCA-Zyklus im Rahmen der Reifegradentwicklung wiederholt wird, desto besser wird der Reifegrad des jeweiligen Systems. Das BCMS identifiziert die zeitkritischen Geschäftsprozesse und die kritischen Ressourcen anhand organisationsspezifisch definierter Zeithorizonte und Schadensszenarien im Rahmen einer BIA und einer BCM-Risikoanalyse, um das prozess- und ressourcenspezifische Untragbarkeitsniveau zu identifizieren. Während die BIA die Auswirkungen von Prozessausfällen (Betriebsunterbrechungen) identifiziert und bewertet, werden durch die separate BCM-Risikoanalyse (RIA) die Ursachen für mögliche Prozessausfälle identifiziert und gegen die Ergebnisse der BIA gespiegelt. Dadurch wird eine größtmögliche (End-to-End) Absicherung gewährleistet. Im Gegensatz zur angewandten Erhebungs- und Bewertungsmethodik von BCMS erfolgt die Risikoanalyse im Bereich der KAEP ereignisspezifisch (szenariobasiert). Auf der Basis einrichtungsspezifisch definierter Bemessungsszenarien werden konkrete Maßnahmen mit dem Ziel der Aufrechterhaltung der Patientenversorgung abgeleitet. Aus diesen zwei Analysen ergeben sich Zeit- und Risikowerte. Die durch die BIA festgelegten zeitkritischen Geschäftsprozesse und die durch die Risikoanalyse identifizierten größten Risiken bilden folglich den »Impact«, wie in ▶ Abb. 3.5 dargestellt.

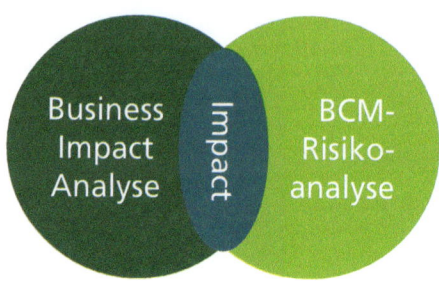

Abb. 3.5: Impact

Die BIA unterscheidet sich durch mehrere Faktoren von der BCM-Risikoanalyse, wie in ▶ Tab. 3.2 dargestellt ist. Die Kombination aus beiden Analysen ist entscheidend für eine angemessene und wirksame Skalierung des BCMS und die weitere Bearbeitung im Sinne des BSI-Standards 200-4.

Tab. 3.2: Unterschiede zwischen BIA und BCM-Risikoanalyse

Business-Impact-Analyse	BCM-Risikoanalyse
Was muss abgesichert werden?	**Wogegen** muss abgesichert werden?
Prozessbezogen	Ressourcenbezogen
Wirkungsorientiert	Ursachenorientiert
Blendet vorhandene Maßnahmen der Risikoreduzierung (mitigierende Maßnahmen) aus	Berücksichtigt vorhandene Maßnahmen der Risikoreduzierung (mitigierende Maßnahmen)
Ergebnis: Zeitwert	Ergebnis: Risikowert

3.2.6 Handlungsempfehlung – Integration des BCMS in die KAEP

Als Möglichkeit, die beiden Managementsysteme (BCMS und KAEP) miteinander zu synchronisieren, bieten sich das übergeordnete Zielbild der Aufrechterhaltung der Patientenversorgung sowie die Sicherstellung der Funktionalität des Krankenhauses an. Hierbei werden die Ergebnisse aus der KAEP-spezifischen Risikoanalyse (im Kontext der Einrichtung bzw. der Organisation) in die BCMS-spezifische Methodik der BIA überführt, welche entsprechend um das Schadensszenario »Beeinträchtigung der Patientenversorgung« ergänzt wird und somit sowohl ein spezifisches Untragbarkeitsniveau als auch szenariospezifische Geschäftsfortführungs- und Wiederanlaufparameter generiert. Das durch den BSI-Standard 200-4 aufgeführte Schadensszenario »Beeinträchtigung der persönlichen Unversehrtheit« bezieht sich auf die Mitarbeiter des Krankenhauses. Die Funktionalität des Krankenhauses wird durch das Schadensszenario »Beeinträchtigung der Aufgabenerfüllung« beschrieben.

Es ist festzuhalten, dass Maßnahmen unabhängig vom Ereignis getroffen werden müssen. Als Beispiel kann der Geschäftsprozess »Essen zubereiten« aufgeführt werden. Der Prozess muss unabhängig vom Ereignisgrund wiederhergestellt werden.

Mithilfe einer Kreuzreferenzmatrix ist es für jeden Geschäftsprozess unter anderem möglich, visuell darzustellen, ab welchem Zeitpunkt das Untragbarkeitsniveau erreicht wird. Auf der X-Achse werden die Zeithorizonte aufgeführt. Diese leiten sich beispielsweise aus gesetzlichen Vorgaben oder branchenspezifischen Standards ab. Für Krankenhäuser können beispielsweise die Stufen 1 h, 24 h, 48 h und 72 h aufgeführt werden. Diese Werte lassen sich beispielsweise aus Vorgaben ableiten, wie lange ein Notstromaggregat einsatzfähig sein muss. Auf der Y-Achse wird die Schadenskategorie betrachtet, welche den Schaden klassifiziert, der je Schadensszenario erreicht werden kann. In diesem Fall werden vier Schadenskategorienbeschrieben von Stufe 1 (gering) bis Stufe 4 (sehr hoch). Um den Schaden klassifizieren zu können, beschreibt der BSI-Standard 200-4 die fünf bereits erwähnten Schadensszenarien inklusive der Schwellenwerte für die verschiedenen Schadenskategorien. Das Schadensszenario kombiniert mit der größten erreichten Schadenskategorie ergibt das Schadenspotenzial des Geschäftsprozesses. In ▶ Tab. 3.3 sind die fünf erwähnten Schadensszenarien inklusive dem zusätzlich generierten Schadensszenario sowie eine exemplarische Definition für die Schwellenwerte der Schadenskategorie 3 aufgeführt.

Tab. 3.3: Schadensszenarien und Schadenskategorien

Schadensszenario	Exemplarische Definition von Schadenskategorien (Schwellenwerte für Schadenskategorie 3)
Beeinträchtigung der persönlichen Unversehrtheit	Eine Beeinträchtigung der persönlichen Unversehrtheit kann nicht ausgeschlossen werden.
Beeinträchtigung der Aufgabenerfüllung	Der Geschäftsbetrieb ist massiv eingeschränkt. Arbeitsrückstände sind nur mit erhöhtem Arbeitsaufwand zu kompensieren (»nicht mehr tolerierbarer Arbeitsmehraufwand«).

Tab. 3.3: Schadensszenarien und Schadenskategorien – Fortsetzung

Schadensszenario	Exemplarische Definition von Schadenskategorien (Schwellenwerte für Schadenskategorie 3)
Verstoß gegen Gesetze, Vorschriften und Verträge	Es wird gegen Gesetze verstoßen. Verstöße führen zu erheblichen Konsequenzen, z. B. hohen Bußgeldern. Vertragsverletzungen führen zu hohen Konventionalstrafen oder Konsequenzen.
Negative Innen- und Außenwirkung (Imageschaden)	Eine erhebliche, nachhaltige Ansehens- oder Vertrauensbeeinträchtigung ist intern und extern zu erwarten.
Finanzielle Auswirkungen	Der finanzielle Schaden ist für die Institution erheblich und nachhaltig spürbar. Hierbei wird üblicherweise auf den Jahresumsatz referenziert.
Beeinträchtigung der Patientenversorgung	Eine Beeinträchtigung der Patientenversorgung kann nicht ausgeschlossen werden.

Wenn die zuvor beschriebenen Punkte exemplarisch auf den Geschäftsprozess »Essen verteilen« für das Schadensszenario »Beeinträchtigung der persönlichen Unversehrtheit« in der Kreuzreferenzmatrix angewendet werden, kann das wie in ▶ Abb. 3.6 dargestellt aussehen. Grundsätzlich erfolgt die Bewertung auf der Prozessebene für alle im Kontext der Einrichtung bzw. der Organisation relevanten Schadensszenarien.

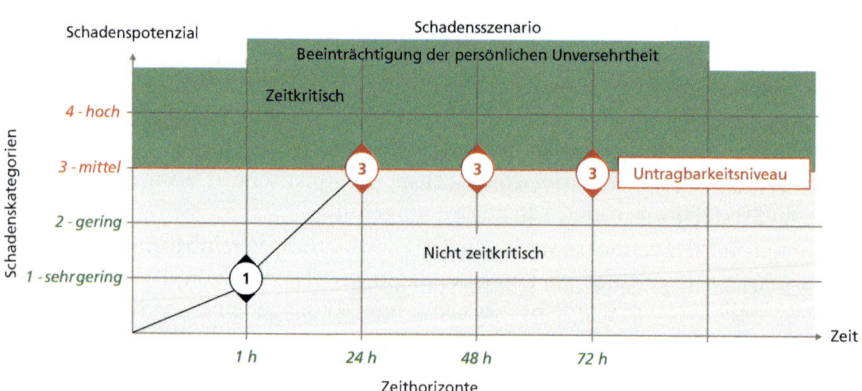

Abb. 3.6: Schadenspotenzial

Die Begründung der Auswahl der einzelnen Schadenskategorien ist in ▶ Tab. 3.4 aufgeführt und zeigt, dass die Schadensszenarien aus dem BSI-Standard 200-4 auf Krankenhäuser angewendet werden können. Bis zu 24 h nach Schadenseintritt kann versucht werden, den Geschäftsprozess auf einem Notbetriebsniveau wiederherzustellen oder den Prozess wiederanlaufen zu lassen. Ab 24 h müssen andere

Maßnahmen getroffen werden, beispielsweise eine Evakuierung oder die Verpflegung durch Hilfsorganisationen.

Tab. 3.4: Begründung Schadenskategorien am Beispiel des Geschäftsprozesses »Essen verteilen« für das Schadensszenario »Beeinträchtigung der persönlichen Unversehrtheit«

Zeit	Schadenskategorie	Begründung
1 h	1	Ausfall hat geringe, kaum spürbare Auswirkungen
24 h	3	Eine Beeinträchtigung kann nicht mehr ausgeschlossen werden)
48 h	3	
72 h	3	

3.3 Veranstaltungssicherheit im Krankenhaus

Lena Degenhardt[3]

Im Krankenhaus können verschiedene Arten von Veranstaltungen stattfinden, von internen Schulungen und Fortbildungen über Betriebsfeste und Jubiläen bis hin zu öffentlichen Gesundheitsveranstaltungen. Abhängig von Ort, Größe und Ausgestaltung einer Veranstaltung variiert das Gefahrenpotenzial. Die Sicherheit der Veranstaltung und ihrer Besucher liegt in erster Linie in der Verantwortung des Betreibers und des Veranstaltungsleiters. Um potenzielle Risiken zu minimieren und einen reibungslosen Ablauf zu gewährleisten, ist es entscheidend, Sicherheitsmaßnahmen sorgfältig zu planen und umzusetzen. Daher sollte der Leiter KAEP in die Veranstaltungsplanung miteinbezogen werden.

3.3.1 Behördliche Anforderungen

Je nach Art und Umfang der Veranstaltung ist eine Genehmigung der örtlichen Behörden (z. B. Ordnungsamt, Gesundheitsamt) erforderlich. Die genauen Bestimmungen unterscheiden sich je nach Bundesland und örtlichen Vorschriften. Daher wird empfohlen, sich im Vorfeld frühzeitig mit den örtlichen Behörden in Verbindung zu setzen. Die Notwendigkeit eines Sicherheitskonzeptes hängt von der sicherheitstechnischen Bewertung der Veranstaltung ab und kann sich beispielsweise aus der Veranstaltungsart oder den Besucherzahlen ergeben oder seitens der zuständigen Behörden verlangt werden. Aber auch wenn ein Sicherheitskon-

---
3 Referentin Zentrum für Kritische Infrastruktur, Kliniken Köln

zept nicht explizit gefordert wird, kann es sinnvoll sein, proaktiv ein Konzept aufzustellen, etwa um zivilrechtlichen Haftungsansprüchen vorzubeugen (Ausschluss eines Organisationsverschuldens).

3.3.2 Vorgehensweise bei der Erstellung eines Sicherheitskonzeptes

Ein Sicherheitskonzept für Veranstaltungen zielt darauf ab, die Sicherheit der Besucher sowie die öffentliche Sicherheit zu gewährleisten. Die Sicherheit der Mitarbeiter und Mitwirkenden ergibt sich aus den Anforderungen und Methoden des Arbeitsschutzes. Das Konzept sollte spezifisch auf die Veranstaltung zugeschnitten sein. Dazu werden im Rahmen einer Risikoanalyse alle potenziellen Risiken identifiziert, die mit der Veranstaltung verbunden sein könnten. Anschließend werden Sicherheitsmaßnahmen festgelegt, um diese Risiken zu minimieren und im Notfall angemessen reagieren zu können. Eine umfassende Abstimmung aller internen und externen Akteure ist entscheidend, um sicherzustellen, dass alle relevanten Sicherheitsaspekte berücksichtigt werden und ein reibungsloser Ablauf der Veranstaltung gewährleistet ist. In vielen Kommunen sind Muster oder Leitfäden verfügbar, die als Richtlinien für die Erstellung von Sicherheitskonzepten dienen können.

3.3.3 Struktur des Sicherheitskonzeptes

Die folgende Gliederung dient beispielhaft als Struktur für ein Sicherheitskonzept für Veranstaltungen im Krankenhaus. Sie erhebt keinen Anspruch auf Vollständigkeit.

1 Allgemeine Angaben

Auf dem Deckblatt des Sicherheitskonzepts sollten neben dem Namen des Sicherheitskonzepts (Veranstaltungsname und Datum) Angaben zum Verfasser und weiteren an der Erstellung beteiligten Akteuren, die Versionsnummer sowie der letzte Bearbeitungsstand enthalten sein.

2 Beschreibung der Veranstaltung

Dieser Abschnitt dient dazu, ein Bild über die geplante Veranstaltung zu vermitteln. Was ist das Ziel der Veranstaltung? Was findet wann wo statt? Wie sind die Gegebenheiten vor Ort? Wie viele und welche Besucher werden erwartet?

Anmerkung: Ein detaillierter Zeitplan sowie ein Lageplan des Veranstaltungsgeländes sollten auch immer im Anhang beigefügt werden. Bei einer Veranstaltung auf dem Gelände des Krankenhauses kann häufig auf bestehende Pläne zurückgegriffen werden.

2.1 Angaben zur Veranstaltung

- Allgemeine Beschreibung der Veranstaltung/Veranstaltungstyp (z. B. Betriebsfest, Infoveranstaltung mit externen Besuchern)
- Programmplan inkl. Auf- und Abbauzeiten

2.2 Angaben zum Veranstaltungsgelände

- Veranstaltungsfläche, Flächennutzung und -gestaltung (z. B. Aufstellflächen für Bühnen, Zelte, Bestuhlung, Technik)
- Infrastruktur (z. B. Parkplätze, Zäune, Zu- und Abwasser, Toiletten, Müllentsorgung)
- Zutrittskontrollen
- Verkehrs- und Besucherstromkonzept: Welche Wege sind vorgesehen? Wie wird die Wegeführung gewährleistet (z. B. Beschilderung, Einweiser)?
- Zufahrten, Aufstellflächen und Zugangsbereiche für Polizei, Feuerwehr und Rettungsdienst
- Notausgänge, Flucht- und Rettungswege, Sammelplätze

2.3 Angaben zu den erwarteten Besuchern

- Maximal zulässige bzw. erwartete Besucherzahlen
- Besucherstruktur (Zielpublikum, erwartete Altersstruktur usw.)
- Besondere Besuchergruppen (z. B. Kinder, Besucher mit Behinderungen, VIPs)
- Erwartetes Besucherverhalten (friedlich, ruhig, aggressiv, mögliche Alkoholisierung)
- Maßnahmen zum Jugendschutz
- An- und Abreise der Besucher (z. B. Auto, ÖPNV)

3 Verantwortlichkeiten

In diesem Abschnitt sind neben den Verantwortlichen auf Seiten des Veranstalters und dessen Dienstleistern (Ordnungsdienst, Sanitätsdienst usw.) auch die Ansprechpartner der Behörden (z. B. Ordnungsamt, Feuerwehr, Rettungsdienst, Polizei) mit ihren Erreichbarkeiten aufzuführen.

4 Gefährdungsanalyse

Die Gefährdungsanalyse dient dazu, Gefährdungen für vorab definierte Schutzziele (z. B. Schutz von Leben und Gesundheit der Veranstaltungsbesucher, Schutz von Sachgütern, Umweltschutz) zu benennen und zu bewerten. Dabei müssen die Veranstaltung und ihre Besucher nicht nur als gefährdet betrachtet werden, sondern zugleich auch als gefährdender Faktor, der die öffentliche Sicherheit und Ordnung stören kann.

3 Schritt 3 Risikoanalyse

Zur Erstellung einer Gefährdungsanalyse kann die nachfolgende Matrix dienen (▶ Tab. 3.5). Dazu sind die folgenden Fragen zu beantworten:

1. Welche potenziellen Gefährdungen bestehen für die Veranstaltung?
2. Mit welcher Eintrittswahrscheinlichkeit ist das Eintreten jeder Gefährdung verbunden?
3. Welches Schadensausmaß könnte eintreten, wenn die Gefährdung realisiert wird?
4. Wie ist das Risiko jeder Gefährdung anhand der Kombination von Eintrittswahrscheinlichkeit und Schadensausmaß zu bewerten?

Tab. 3.5: Sicherheitskonzept: Matrix zur Erstellung einer Gefährdungsanalyse

Gefährdung/Beschreibung	Eintrittswahrscheinlichkeit	Schadensausmaß	Risikobeurteilung
Störung durch Besucherverhalten	niedrig/mittel/hoch	niedrig/mittel/hoch	
Medizinischer Notfall			
Massenanfall von Verletzen			
Massenerkrankungen durch Lebensmittelvergiftungen			
Vermisste Personen/Kinder			
Infrastrukturausfall (z. B. Strom, Ver- und Entsorgung)			
Unwetter (z. B. Starkregen, Sturm)			
Brand			
Bombendrohung/Terrorwarnung/verdächtiger Gegenstand			

Anhand der Gefährdungsbeurteilung sind Maßnahmen abzuleiten, anhand derer die Eintrittswahrscheinlichkeit eines Szenarios reduziert wird oder durch die im Falle des Eintritts einer Sonderlage der Schaden an den definierten Schutzzielen so gering wie möglich gehalten werden kann. Die Maßnahmen können baulicher, technischer oder organisatorischer Natur sein.

Anmerkung: Bei Veranstaltung auf dem Gelände des Krankenhauses kann meist auf bestehende technische Einrichtungen und Konzepte – z. B. den Krankenhausalarm- und -einsatzplan – zurückgegriffen werden.

5 Gefahrenabwehr

In diesem Abschnitt werden die unterschiedlichen Aufgaben der beteiligten Akteure zur Abwehr möglicher Gefahren sowie die Kommunikation und Zusammenarbeit zwischen den Akteuren festgelegt.
Darüber hinaus sind hier die Informationen zu den technischen Einrichtungen zur Gefahrenabwehr festzuhalten:

- Aufgaben des Veranstalters (z. B. Sicherheitskoordinierungsgespräch, Unterweisung des Personals, Presse- und Öffentlichkeitsarbeit)
- Aufgaben des Sicherheits- und Ordnungsdienstes (z. B. Zugangskontrolle, Freihaltung der Flucht- und Rettungswege, Durchsetzung der Hausordnung)
- Veranstaltungsbezogen: z. B. Brandsicherheitswache/Sanitätsdienst
- Technische Kommunikationseinrichtungen (z. B. Mobilfunk, Gebäudefunk, Lautsprecheranlagen auf dem Veranstaltungsgelände)
- Sicherheitseinrichtungen (z. B. Sicherheitsbeleuchtung und Ersatzstromanlage, Not-Aus-Schalter, Absperrvorrichtungen von Medien)
- Brandmelde- und Alarmeinrichtungen (z. B. ständig besetzte Stelle, Verbindung zu Polizei/Feuerwehr etc., interne Alarmierung des Personals, Warn-, Alarmierungs- und Brandmeldeeinrichtungen)
- Brandschutzeinrichtungen (z. B. Feuerlöschgeräte, Löschwasserentnahmestellen, Löschanlagen, Bereiche für Sonderlöschmittel)
- Brand- und Gefahrenverhütung (z. B. Rauchverbotszonen, Sperrzonen)

6 Maßnahmen

In diesem Abschnitt sind für spezifische Sonderlagen Maßnahmen in zeitlichem Ablauf sowie die Verantwortlichkeiten für die Durchführung der jeweiligen Maßnahmen festzulegen. Es ist festzulegen, in welchen Fällen die Veranstaltung vor Beginn abgesagt oder die laufende Veranstaltung unterbrochen bzw. abgebrochen werden muss. Zudem sind Handlungsanweisungen und -abläufe für eine notwendige Teilräumung oder Räumung des gesamten Veranstaltungsgeländes zu definieren. Darüber hinaus können für verschiedene Szenarien bereits Texte für Sicherheitsdurchsagen definiert werden. Diese sind klar verständlich und möglichst kurz zu halten. Je nach Veranstaltung sollten sie in unterschiedlichen Sprachen vorliegen.

7 Wirksamkeitskontrolle

Vor Veranstaltungsbeginn sollte eine Wirksamkeitskontrolle des Sicherheitskonzepts durchgeführt werden. Dabei sollten die geplanten Sicherheitsmaßnahmen und Kommunikationswege überprüft werden, um sicherzustellen, dass das Sicherheitskonzept im Ernstfall effektiv umgesetzt werden kann.

8 Erklärung des Einvernehmens durch Unterschrift der Verantwortlichen

Die finale Version des Sicherheitskonzeptes ist von allen beteiligten Akteuren zu unterschreiben.

4 Schritt 4: Inhaltsverzeichnis – Aufbau und Struktur

Bevor Sie die bereits priorisierten Risiken bearbeiten, erstellen Sie für Ihren Krankenhausalarm- und Einsatzplan ein Inhaltsverzeichnis. Das hier angegebene Musterinhaltsverzeichnis können Sie im elektronischen Zusatzmaterial zu diesem Buch als Worddatei downloaden und je nach Ihren speziellen Gegebenheiten in Ihrem Krankenhaus verändern. Das Muster ist für ein somatisches Krankenhaus konzipiert. Falls Ihr Krankenhaus z. B. ausschließlich über psychiatrische und psychosomatische Fachabteilungen verfügt, können Sie einige Sonderlagen wie C-Lage oder Massenanfall von Verletzten streichen. Ich empfehle Ihnen, vorab die Struktur des Inhaltsverzeichnisses festzulegen. Die grobe Struktur besteht aus 7 Kapiteln:

1. Allgemeine Grundlagen
2. Alarmierung
3. Führungsstrukturen
4. Besondere Bereiche
5. Sonderlagen
6. Abstimmung mit Behörden und Institutionen
7. Schulungen und Übungen

Zu den jeweiligen Kapiteln werden Sie und die Mitarbeiter Ihrer Arbeitsgruppe KAEP Handlungsanweisungen und Checklisten erstellen. Diese werden durchnummeriert und danach direkt an das jeweilige Kapitel (abgekürzt als HA 3/01, HA 3/02 usw.) angeheftet (siehe gelbe Markierung in Abbildung 4.1). In ▶ Abb. 4.1 ist als Beispiel die Kennzeichnung einer Handlungsanweisung zu Kapitel 3 »Führungsstrukturen« dargestellt.

> Das Musterinhaltsverzeichnis muss an die individuellen Gegebenheiten des Krankenhauses angepasst werden.

> Ein Musterinhaltsverzeichnis finden Sie zum Download im elektronischen Zusatzmaterial (▶ Kap. 12 Übersicht elektronisches Zusatzmaterial) unter der URL:
>
> https://dl.kohlhammer.de/content/downloads/978-3-17-045148-3/Musterinhaltsverzeichnis.docx

4 Schritt 4: Inhaltsverzeichnis – Aufbau und Struktur

Hier das Logo Ihrer Klinik	Version	z. B. 1.0
Krankenhausalarm-und Einsatzplanung (KAEP) HA 3/01	Erstellt von/am	Name des Mitarbeiters/ Datum
	Geprüft von/am	z. B. Leiter KAEP
Geltungsbereich: Für alle Kliniken KTQ-Kategorie: Sicherheit - Risikomanagement	Autorisiert von/am	Geschäftsführung
	Überprüfen am	3 Jahre nach o. g. Datum

Abb. 4.1: Kennzeichnung einer Handlungsanweisung

Achten Sie darauf, dass die Handlungsanweisungen (HAs) nicht länger sind als eine Seite, in Ausnahmefällen 2 Seiten. So können Sie die HAs isoliert für die jeweiligen Bereiche bzw. Funktionen ausdrucken.

> Ein Muster für eine Handlungsanweisung finden Sie zum Download im elektronischen Zusatzmaterial (▶ Kap. 12 Übersicht elektronisches Zusatzmaterial) unter der URL:
>
> https://dl.kohlhammer.de/content/downloads/978-3-17-045148-3/ Muster_Handlungsanweisungen.pdf

Mit Checklisten wird ähnlich verfahren, sie werden ebenfalls als CL3/01, CL3/02 etc. an die entsprechenden Kapitel angehängt. Beide Arten von Dokumenten werden »gelenkt«, wie oben beschrieben. Die finalen Versionen werden jeweils von der Geschäftsführung und weiteren Beteiligten wie Qualitätsmanagement und AG KAEP nach Lenkung unterschrieben und beim Leiter KAEP archiviert. In zahlreichen Kapiteln dieses Buches können Sie zu verschiedenen Themen entsprechende Handlungsanweisungen herunterladen (siehe elektronisches Zusatzmaterial, Übersicht in ▶ Kap. 12).

> **Merke**
>
> - Erstellen Sie ein auf Ihr Krankenhaus adaptiertes Inhaltsverzeichnis, indem Sie nichtzutreffende Kapitel streichen.
> - Lenken Sie alle Dokumente in Absprache mit Ihrem Qualitätsmanagement.
> - Erstellen Sie ein Muster für Ihre Handlungsanweisungen und Checklisten.

> Reflexionsfragen in Form von Checklisten finden Sie zu allen Schritten zum Download im elektronischen Zusatzmaterial (▶ Kap. 12 Übersicht elektronisches Zusatzmaterial).

5 Schritt 5: Alarmierung

5.1 Alarmierungsstufen

Tritt eine Sonderlage ein, muss für die Verantwortlichen eine 24-Stunden-Erreichbarkeit im Krankenhaus gewährleistet sein. Bei einer Sonderlage mit einem hohen Patientenaufkommen z. B. wegen eines Massenanfalls von Verletzten oder Erkrankten erfolgt die Meldung von extern, meist von der Leitstelle der Kommune bzw. des Kreises an die Zentrale Notaufnahme. Bei einer Störung intern erfolgt die Meldung direkt an den Medizinischen Einsatzleiter oder über die Telefonzentrale, den Empfang oder Pflegestützpunkte.

Für alle Sonderlagen ist ein festgelegtes strukturiertes Vorgehen der Alarmierung erforderlich. Im KAEP sind die Meldewege detailliert geregelt. Achten Sie darauf, die Alarmierungswege so klar wie möglich zu kommunizieren und eine einheitliche Regelung unabhängig von der Art der Sonderlage zu schaffen.

> Für alle Sonderlagen gilt ein einheitliches, strukturiertes Vorgehen der Alarmierung!

An diese Regelung haben sich alle diensttuenden Mitarbeiter und Mitarbeiterinnen zu halten. Es sind engmaschig regelmäßige Schulungen erforderlich, da die Fluktuation der Mitarbeiter und Mitarbeiterinnen zu berücksichtigen ist und neue Mitarbeiter und Mitarbeiterinnen zu schulen sind. Jeder Mitarbeiter, der eine Meldung absetzt, füllt im Nachgang eine Alarmmeldung aus (▶ Abb. 5.1), die er dem Leiter KAEP sendet.

Jeder Mitarbeiter muss darüber hinaus die Führungsstrukturen, die vom Alltag erheblich abweichen, kennen. Die Führungsstrukturen entnehmen Sie Schritt 6 (▶ Kap. 6). Bestimmen Sie in Ihrem Krankenhaus, welche Dienstreihe die ersten Meldungen entgegennimmt und weitere Maßnahmen veranlasst. Empfohlen wird eine Funktion aus dem Ärztlichen Dienst, in manchen Krankenhäusern hat sich als erster Ansprechpartner der Pflegedienst z. B. aus der Zentralen Notaufnahme oder Intensivstation etabliert. Besprechen Sie in der Arbeitsgruppe KAEP, ob sich die bisher getroffene Regelung bewährt hat. Nach dem Motto »never change a winning team« nehmen Sie keine Änderung vor. Sollte sich jedoch noch keine Alarmstruktur etabliert haben, richten Sie die Funktion neu ein. Diese Funktion wird »Medizinischer Einsatzleiter (MedEL) genannt.

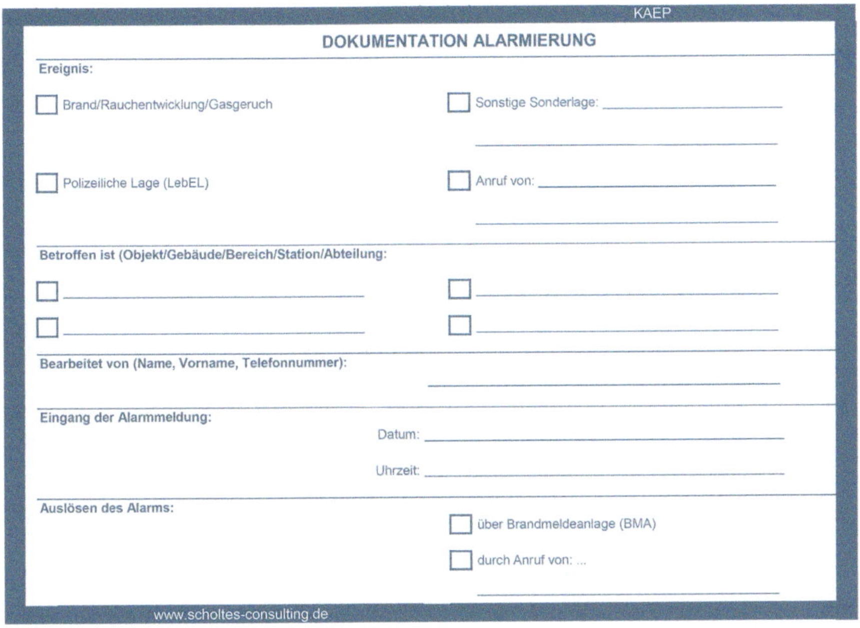

KAEP

DOKUMENTATION ALARMIERUNG

Ereignis:

☐ Brand/Rauchentwicklung/Gasgeruch ☐ Sonstige Sonderlage: ____________

☐ Polizeiliche Lage (LebEL) ☐ Anruf von: ____________

Betroffen ist (Objekt/Gebäude/Bereich/Station/Abteilung:

☐ ____________ ☐ ____________

☐ ____________ ☐ ____________

Bearbeitet von (Name, Vorname, Telefonnummer):

____

Eingang der Alarmmeldung:

Datum: ____________

Uhrzeit: ____________

Auslösen des Alarms:

☐ über Brandmeldeanlage (BMA)

☐ durch Anruf von: ...

____

www.scholtes-consulting.de

Abb. 5.1: Alarmdokumentation

Richten Sie die Funktion MedEL rund um die Uhr ein.

Der MedEL nimmt zu jeder Tageszeit die Meldung von extern oder intern entgegen, nimmt die Lageerkundung vor und ruft eine erste Alarmgruppe, die opEL, zusammen (▶ Abb. 5.2).

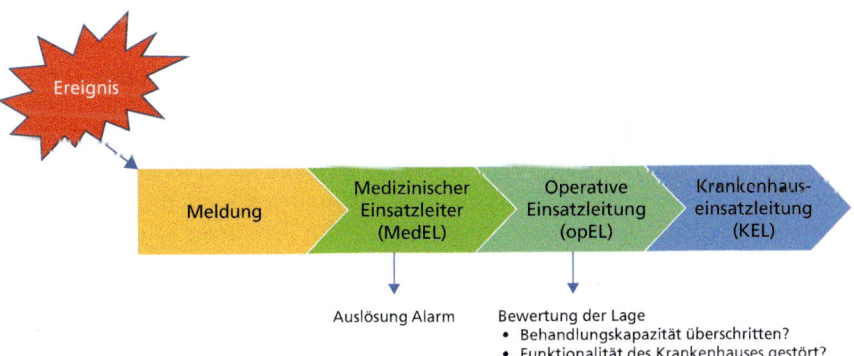

Abb. 5.2: Alarmierung

Diese Funktion muss rund um die Uhr (24/7) erreichbar sein und wird nicht namentlich benannt. Empfohlen wird, diese Funktion dem ärztlichen Dienst der

Chirurgie/Unfallchirurgie oder Anästhesie zu übertragen. Die opEL-Mitglieder wurden zuvor von der AG KAEP als beständige Alarmgruppe festgelegt. Idealerweise verfügt Ihr Krankenhaus über einen Alarmserver, in den verschiedene Alarmgruppen eingegeben werden können.

> Die Funktion MedEL ist 24/7 erreichbar und wird nicht namentlich benannt, sondern ist eine Funktion.

In der Regel wird die opEL aus den unterschiedlichen Fachbereichen besetzt. Sie treffen sich an einem zuvor bestimmten Ort, wie z. B. in der ZNA (▶ Tab. 5.1).

Tab. 5.1: Musterbesetzung der opEL

Fachbereich	Funktion
(Unfall-)Chirurgie	Medizinischer Einsatzleiter (MedEL)
Zentrale Notaufnahme	Ärztlicher Leiter
Zentrale Notaufnahme	Pflegekoordinator
Anästhesie	Ärztlicher Dienst
Anästhesie	Pflegerischer Dienst
Technik	Diensthabender Techniker

Bestimmen Sie in der AG KAEP, aus welchen Bereichen sich die operative Einsatzleitung zusammensetzt. Empfehlenswert ist ein Mitarbeiter aus dem ärztlichen, dem pflegerischen und dem technischen Bereich. Der Leiter der opEL ist der Medizinische Einsatzleiter (MedEL). Er informiert die opEL über die Lage und gemeinsam wird diese bewertet und weitere Maßnahmen werden ergriffen. Er ist in der Sonderlage vor Ort **organisatorisch** verantwortlich. Medizinisch unterstützt wird er vom Zentralen operativen Notfallkoordinator (ZONK) (Wurmb u. a. 2019). Die Funktion ZONK wurde von der Deutschen Gesellschaft für Unfallchirurgie für die Sonderlagen MANV inkl. Terroranschlägen entwickelt. Der ZONK ist medizinisch für die Priorisierung der Behandlung der Patienten verantwortlich. Es empfiehlt sich, die Funktion ZONK auch bei allen anderen Sonderlagen mit einem erfahrenen Facharzt zu besetzen. Dieser arbeitet mit dem organisatorisch Verantwortlichen, dem MedEL, »Hand in Hand« (▶ Abb. 5.3).

Wie oben bereits erwähnt, werden durch die opEL die ersten Maßnahmen ergriffen. Je nach Ausmaß der Sonderlage wird die Geschäftsleitung informiert und nach Rücksprache mit dieser die Krankenhauseinsatzleitung einberufen. Es ist zu empfehlen, dass in der Arbeitsgruppe KAEP gemeinsam mit der Geschäftsführung im Vorfeld erörtert wird, bei welchen Ereignissen der Geschäftsführer grundsätzlich alarmiert werden soll (siehe Empfehlung in ▶ Tab. 5.2)

5.1 Alarmierungsstufen

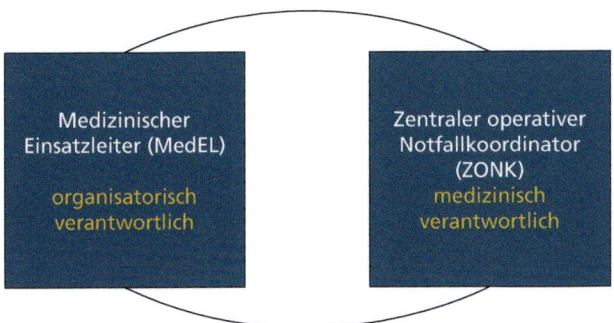

Abb. 5.3: Zusammenarbeit Medizinischer Einsatzleiter und Zentraler operativer Notfallkoordinator

> Die AG KAEP legt gemeinsam mit der Geschäftsführung die Schwelle der Information fest.

Tab. 5.2: Benachrichtigung der Geschäftsführung bei Sonderlagen

Art der Sonderlage	Benachrichtigung der Geschäftsführung	Besonderheiten
Massenanfall von Verletzten	Ab Alarmstufe 3 (▶ Tab. 5.3)	Rufdienste informieren
Brand/Rauchentwicklung/Gasgeruch	Bei Personenschaden, Zimmerbrand, Räumung erforderlich	Kleine Brände wie z.B. Toaster etc. ohne Ausdehnung werden an den Brandschutzbeauftragten gemeldet
Ausfall technischer Systeme	Bei Gefahr im Verzug	Diensttuender Techniker sowie MedEL werden informiert
Kontamination B- und C-Lage	Bei Maßnahmen, die z.B. die Belegung des Krankenhauses betreffen, wie Aufwuchs von Infektionsstation und Einschränkung geplanter Eingriffe	Herausforderung besonders an die Zentrale Notaufnahme Information an die Rufdienste
Lebensbedrohliche Einsatzlage (LebEL)	Immer Information an die Geschäftsführung	Sofortiges Einberufen der Krankenhauseinsatzleitung
RN-Lage	Immer Information an die Geschäftsführung	Strenges Beachten der Handlungsanweisung RN
Bei einer Lage, die eine Außenwirkung des Krankenhauses mit sich bringt	Immer Information an die Geschäftsführung	Besonders das Sachgebiet S5 (Öffentlichkeitsarbeit) nimmt frühzeitig seine Arbeit auf

5 Schritt 5: Alarmierung

Hinweis für den MedEL: Regeln Sie die Information einer Sonderlage an den Geschäftsführer niederschwellig! Er entscheidet gemeinsam mit Ihnen das weitere Vorgehen, ob die Krankenhauseinsatzleitung einberufen werden muss. Bei einer negativen Entscheidung bleibt der MedEL Entscheider.

> Regeln Sie die Information einer Sonderlage an den Geschäftsführer niederschwellig!

Tabelle 5.3 listet ein Beispiel der Alarmstufen auf (▶ Tab. 5.3). Die Alarmierungsstufen werden von der Arbeitsgruppe KAEP festgelegt. Sie sind nicht zu verwechseln mit den MANV-Stufen des Rettungsdienstes!

Tab. 5.3: Alarmierungsstufen

Alarmierungsstufe	Maßnahmen
1	Voralarm – Meldung von extern oder intern einer Sonderlage
2	Die Sonderlage kann von anwesendem Personal bewältigt werden, es ist kein zusätzliches Personal erforderlich
3	Personal aus dem Dienstfrei wird nach festgelegten Schemata alarmiert – ein Teil des Personals ist erforderlich
4	Vollalarm – es sind alle Kräfte erforderlich

Beachten und besprechen Sie in der Arbeitsgruppe KAEP, wer bei länger dauernden Sonderlagen den MedEL in seiner Funktion ablöst, da dieser seinen Alltagsaufgaben, wie z. B. medizinischer Versorgung von Patienten in der Zentralen Notaufnahme, weiter nachkommen muss. Diese Funktion kann von einem im Rufdienst befindlichen Mitarbeiter wie einem Oberarzt bzw. Chefarzt vor Ort übernommen werden. Möglich ist auch eine zusätzliche Dienstreihe als Notfallkoordinator in Rufbereitschaft, an der auch der Leiter KAEP und sein Vertreter teilnehmen können.

> Der Notfallkoordinator löst den MedEL bei länger anhaltenden Sonderlagen in seiner Funktion ab.

Zur ersten Information bietet sich ein eingerichteter Alarmruf für die Krankenhauseinsatzleitung an, bei dem ein Link zu einer Videokonferenz übermittelt wird. So werden auf der einen Seite die Mitglieder der Krankenhauseinsatzleitung zeitnah über die Art der Sonderlage ins Bild gesetzt und können unabhängig von ihrem Aufenthaltsort die ersten Maßnahmen treffen. Dieses Verfahren hat sich bei Sonderlagen wie beispielsweise beim Hochwasser im Juli 2021 bewährt, bei dem die

Krankenhauseinsatzleitung am späten Abend das Krankenhaus aufgrund des Starkregens nicht erreichen konnte.

> Organisieren Sie die Möglichkeit der digitalen Konferenz der KEL auf Smartphones und Laptops.

Zur Sicherstellung der ständigen Erreichbarkeit sollte den Mitgliedern der KEL ein Dienst-Smartphone zur Verfügung gestellt werden, auf dem die betreffende App der Remote-Konferenz im Vorfeld geladen wird. Das Diensttelefon sollte aus folgenden Gründen mit einer Vorrangschaltung, die Sie mit Ihrem Telefonanbieter vertraglich regeln können, ausgestattet sein: Im Falle einer großflächigen Sonderlage kann es zu einer Überlastung des Mobilfunk- und Festnetzes kommen. § 6 Abs. 2 Nr. 6 Post- und Telekommunikationssicherstellungsgesetz (PTSG) benennt Aufgabenträger im Gesundheitswesen als Telekommunikationsbevorrechtigte. Diese Bevorrechtigten sollen bei erheblichen Störungen ihre Telekommunikationsdienste bevorzugt vor nicht-bevorrechtigten Teilnehmern nutzen können.

> Stellen Sie den Mitgliedern der Krankenhauseinsatzleitung ein Dienst-Smartphone mit einer Vorrangschaltung zur Verfügung.

Im Folgenden werden die einzelnen Prozessschritte von der Meldung bis zur etwaigen Einberufung der Krankenhauseinsatzleitung aufgelistet:

1. Alarmmeldung geht beim MedEL ein.
2. Dieser bewertet die Lage und entscheidet, ob weitere Maßnahmen nötig sein werden (z. B. Information der Geschäftsführung oder Auslösung des Schockrufs »operative Einsatzleitung«).
3. Die Geschäftsführung entscheidet – je nach Bedeutung der Sonderlage – ob die KEL einberufen wird.
4. Die KEL trifft sich zunächst online und legt die ersten Maßnahmen fest.
5. Bis die KEL einsatzbereit ist, bleiben MedEL sowie der ZONK Entscheider.
6. Die KEL trifft sich in Präsenz in einem zuvor vorbereiteten Raum und beginnt sofort mit der Stabsarbeit.

5.2 Alarmierungswege

Im KAEP wird die Alarmierung des dienstfreien Personals geregelt. Im Fall einer Sonderlage ist das Abtelefonieren einer vorbereiteten Telefonliste aufgrund des benötigten Zeitumfangs und möglicherweise des Zusammenbruchs des Mobiltelefonnetzes nicht zu empfehlen.

Auch ist die Meldung in Form einer Telefonkette sehr störanfällig und ebenfalls nicht geeignet, strukturiert Mitarbeiter zu informieren. In beiden zuletzt genannten Fällen bekommt der Medizinische Einsatzleiter keine Rückmeldung, ob die Mitarbeiter verfügbar sind. Für die gleichzeitige Alarmierung von Mitarbeitern sollte ein Alarmserver zur Verfügung stehen. Hierzu wird von den jeweiligen Fachabteilungen festgelegt, wer die Liste der Telefonnummern pflegt und aktualisiert. Da diese Tätigkeit sehr aufwändig ist, wollte für jede Fachabteilung ein »Alarmserververantwortlicher« benannt werden, der diese Aufgabe übernimmt und dem Leiter KAEP regelmäßige Meldung erstattet.

> Richten Sie eine Gruppe von Alarmserververantwortlichen ein.

In regelmäßigen Abständen, z. B. quartalsmäßig, werden die Telefonlisten von den jeweiligen Alarmserververantwortlichen aktualisiert und vom Administrator in den Alarmserver eingegeben. Überwacht werden der Alarmserver und die Regelmäßigkeit der Aktualisierung der Alarmgruppen von der AG KAEP, deren Mitglieder Administratorrechte erhalten. Dieses Verfahren ist mit dem Datenschutzbeauftragten abzustimmen. Besonders bei Ausfall von KRITIS ist die Kommunikation zwischen MedEL, dem Empfang/der Telefonzentrale und dem Techniker von großer Wichtigkeit. Die Meldung einer Störung erfolgt von verschiedenen Stellen im Krankenhaus. Meist wird die Meldung an den Empfang/die Telefonzentrale erstattet oder der Mitarbeiter der Abteilung Technik wird direkt alarmiert. Damit alle Beteiligten sofort Kenntnis über die Störung haben und schnell eine Patienten- oder Mitarbeitergefährdung erkannt werden kann, kommunizieren sie untereinander. Das in ▶ Abb. 5.4 gezeigte Kommunikationsdreieck gibt die Kommunikation wieder.

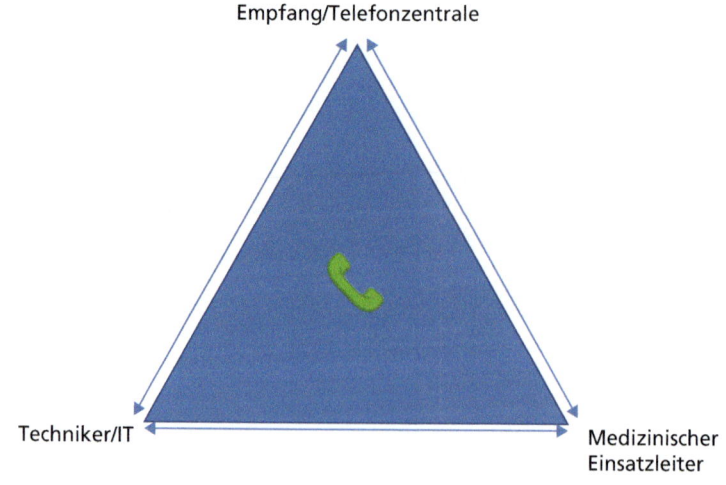

Abb. 5.4: Kommunikationsdreieck

5.3 Alarmierungsmatrix

Der Telefonzentrale bzw. dem Empfang liegt zur Alarmierung eine Alarmierungsmatrix als Redundanz zur digitalen Version in ausgedruckter Form vor. In dieser Matrix ist genau beschrieben, welche Mitarbeiter in welcher Reihenfolge bei einer Sonderlage zu informieren sind. Die Telefonnummern sind verschlossen aufzubewahren, da es sich meistens um private Telefonnummern handelt. Der MedEL und die Krankenhauseinsatzleitung haben Zugang zu den Listen im Fall einer Sonderlage.

> An der Telefonzentrale ist eine Alarmierungsmatrix mit allen wichtigen Telefonnummern hinterlegt. Als Redundanz findet sich die Liste im KEL-Koffer unter Verschluss.

Dieses Vorgehen ist dringend mit dem Betriebsrat/Personalrat abzustimmen und eine Betriebsvereinbarung (BV) zu schließen.

> Stimmen Sie die Hinterlegung der privaten Telefonnummern der Mitarbeiter mit dem Betriebsrat/Personalrat ab.

5.4 Spezielle Alarmgruppen

Um gezielt Mitarbeiter aus verschiedenen Bereichen zu alarmieren, werden spezielle Alarmgruppen gebildet. Beispiele für Alarmgruppen sind:

- Operative Einsatzleitung (opEL)
- Krankenhauseinsatzleitung (KEL)
- Ärzte im Dienst
- Ärzte einer Fachabteilung
- Pflegekräfte aus den jeweiligen Bereichen/Stationen etc.
- Freiwillige Einsatzhelfer
- Mitarbeiter der Verwaltung
- Mitarbeiter von Funktionsabteilungen wie z. B. Endoskopie
- Op-Personal

Die Angabe der privaten Telefonnummer ist freiwillig und gesetzlich nicht verpflichtend geregelt. Eine spezielle Vereinbarung mit dem Betriebs- bzw. Personalrat, dass die Telefonnummern verschlossen aufbewahrt und nur bei einer Sonderlage verwendet werden, kann zu einer größeren Anzahl der verfügbaren privaten Telefonnummern führen.

> Die Angabe der privaten Telefonnummern ist gesetzlich nicht verpflichtend!

Bei der Einrichtung von Alarmgruppen ist darauf zu achten, dass in einer Alarmgruppe nicht alle Mitarbeiter einer bestimmten Fachabteilung alarmiert werden. Empfohlen wird die Aufteilung in mindestens zwei Gruppen, damit noch Personal für den nächsten Tag zurückgehalten werden kann. Gibt der Alarmserver eine kleinteilige Aufteilung der Alarmgruppen her, kann eine detaillierte Alarmierung bestimmter Berufsgruppen erfolgen. Ideal wäre es, wenn die Mitarbeiter per Tastenkombination auf ihrem Mobiltelefon eine Rückmeldung eingeben können, ob sie und wann sie im Krankenhaus eintreffen werden. So hat der MedEL bzw. die Krankenhauseinsatzleitung stets eine genaue Kenntnis über Personal, das zeitnah zur Unterstützung eintrifft. Wichtig ist bei allen getätigten Alarmierungen die genaue Dokumentation, wer von wem alarmiert worden ist, sowie die genaue Zeitangabe der Alarmierung. Diese Dokumentation wird später in das Einsatztagebuch des gesamten Einsatzes übernommen.

> Sämtliche Alarmierungen sind genau unter Angabe der Art der Alarmierung und der Uhrzeit zu dokumentieren!

Merke

- Für alle Sonderlagen gelten einheitliche Meldewege
- Das Alarmierungssystem ist strukturiert und allen Akteuren bekannt
- Das Kommunikationsdreieck sorgt für eine Information an MedEL, Techniker und Empfang
- Die Abgabe der privaten Telefonnummern ist nicht gesetzlich verpflichtend und geschieht daher auf freiwilliger Basis
- Die privaten Telefonnummern der Mitarbeiter werden verschlossen aufbewahrt und werden nur bei Sonderlagen genutzt
- Die Hinterlegung der privaten Telefonnummern ist mit dem Betriebsrat/Personalrat abzusprechen
- Die Funktion Medizinischer Einsatzleiter (MedEL) wird 24/7 eingerichtet; sie wird nicht namentlich benannt
- Die Funktion Zentraler Operativer Notfallkoordinator (ZONK) wird eingerichtet
- Die Benachrichtigung der Geschäftsführung bei einer Sonderlage ist niederschwellig zu regeln
- Die AG KAEP richtet das für das Krankenhaus gültige Alarmstufenkonzept ein

5.4 Spezielle Alarmgruppen

- Es werden möglichst nicht alle Mitarbeiter alarmiert, damit Mitarbeiter für die nächste Schicht vorgehalten werden können
- Richten Sie für die regelmäßige Aktualisierung des Alarmservers für jede Abteilung Alarmserververantwortliche ein
- Alle Mitglieder der Krankenhauseinsatzleitung sollten ein Dienstmobiltelefon mit Vorrangschaltung erhalten
- Auf diesen Mobiltelefonen sollte eine App zur digitalen Kommunikation eingerichtet werden

Reflexionsfragen in Form von Checklisten finden Sie zu allen Schritten zum Download im elektronischen Zusatzmaterial (▶ Kap. 12 Übersicht elektronisches Zusatzmaterial).

6 Schritt 6: Führungsstrukturen und besondere Bereiche

Bei einer Sonderlage sind die Prozesse in der Führung besonders wichtig. Dies bezieht sich nicht nur auf die Besetzung der Funktionen der Krankenhauseinsatzleitung (KEL), sondern auch auf die Kommunikation untereinander. Analog den Strukturen der Feuerwehr oder den Rettungsdiensten ist der Ablauf der Meldungen und Kommunikation genau geregelt, damit es nicht zu »Bypass-Effekten« der Kommunikation kommt und gegensätzliche Maßnahmen getroffen werden, oder es zu einem Informationsverlust innerhalb der KEL kommt. Tritt eine Sonderlage ein, ist ab dem Zeitpunkt der Meldung streng nach den vorgegebenen Meldewegen zu agieren. Nach diesen Strukturen zu handeln, ist für den Klinikalltag ungewöhnlich und sollte im Vorfeld geübt werden. So gilt z. B. für Chefärzte, die nicht Mitglieder der Krankenhauseinsatzleitung sind, dass sie während einer Sonderlage nicht immer autark handeln können.

> Während einer Sonderlage ist die Kommunikationsstruktur anders als im Klinikalltag.

Während der SARS-CoV-2-Pandemie zeigte sich oft, dass sich die Mitarbeiter an die Anweisungen der KEL erst gewöhnen mussten und eine andere Kommunikation als üblich herrschte. Aus diesem Grund sind Schulungen und Stabsrahmenübungen für die Führungskräfte, die an der Bildung der Krankenhauseinsatzleitung beteiligt sind, in ausreichendem Maße erforderlich.

> Schulungen und vor allem Stabsrahmenübungen sind für die Mitglieder der Krankenhauseinsatzleitung von hoher Wichtigkeit.

6.1 Medizinischer Einsatzleiter und operative Einsatzleitung

Die Funktion Medizinischer Einsatzleiter (MedEL) wird von der Arbeitsgruppe Krankenhausalarm- und Einsatzplan (AG KAEP) eingerichtet. Meistens handelt es sich um den ärztlichen Dienst aus Anästhesie oder (Unfall-)Chirurgie. Der Medizinische Einsatzleiter ist **organisatorisch** verantwortlich. Möglich ist auch eine initiale Besetzung durch erfahrene Pflegekräfte in der Zentralen Notaufnahme oder auf der Intensivstation. Wichtig ist, dass 24/7, d.h. rund um die Uhr, immer **nur eine** Telefonnummer für die Leitstelle Feuerwehr/Rettungsdienst für externe Meldungen und auch für interne Meldungen eingerichtet ist. Die Entgegennahme der Meldung wird zeitnah an den MedEL weitergeleitet (siehe auch Schritt 5, ▶ Kap. 5).

In einigen Krankenhäusern wird eine Alarmzentrale für solche Zwecke eingerichtet, in der alle Meldungen zusammenlaufen, indem z.B. die Eingänge und, falls vorhanden, der Hubschrauberlandeplatz per Video überwacht und die Schranken der Ein- und Ausfahrten bedient werden können. In der Alarmzentrale bedienen speziell ausgebildete Mitarbeiter die Notfalltelefone und leiten die Anrufe und Meldungen an die entsprechenden Stellen intern weiter. Je nach Größe des Krankenhauses und die dadurch bedingte knappe Personalressource ist der Medizinische Einsatzleiter (MedEL) nicht nur organisatorisch, sondern auch medizinisch verantwortlich. Empfehlenswert ist jedoch die Aufteilung in die organisatorische und medizinische Verantwortlichkeit. Die medizinische Verantwortung obliegt dem Zentralen Operativen Notfallkoordinator (ZONK, s.u.)

> Der Medizinische Einsatzleiter (MedEL) ist organisatorisch verantwortlich.
> Der Zentrale Operative Notfallkoordinator (ZONK) ist medizinisch verantwortlich.

An den MedEL gehen von extern (Leitstelle Rettungsdienst) oder intern (z.B. Empfang, Station oder Technik) die Meldungen eingetretener Sonderlagen ein. Für die Kommunikation intern erhält der MedEL ein zusätzliches Telefon, dessen Nummer nur während der Sonderlage gilt. Dadurch ist seine Erreichbarkeit innerhalb des Krankenhauses verbessert. Zu seiner Unterstützung kann der MedEL einen Assistenten benennen, der ihm zum Teil die Kommunikation sowie die Dokumentation der Maßnahmen abnimmt.

> Der MedEL kann einen Assistenten zu seiner Unterstützung benennen.

Nach der Lageerkundung durch den MedEL alarmiert er die operative Einsatzleitung (opEL). Sie besteht aus Mitarbeitern der Zentralen Notaufnahme (ZNA), ggf. der Anästhesie, dem Pflegedienst und dem technischen Dienst. Insbesondere außerhalb der Regelarbeitszeit stehen für die operative Einsatzleitung ausschließlich die im Krankenhaus befindlichen Mitarbeiter des Bereitschaftsdienstes zur Verfügung. Die opEL kommt an einem zuvor definierten Ort wie z.B. in der ZNA, am Empfang oder am Haupteingang des Krankenhauses zusammen, um die eingetretene Sonderlage zu bewerten und die ersten Maßnahmen nach Checklisten zu treffen. Folgende Aufgaben obliegen der operativen Einsatzleitung:

- Erste Analyse und Bewertung der Lage
- Einleitung der ersten Maßnahmen
- Entscheidung über die Alarmierung weiterer Kräfte
- Alarmierung des Zentralen Operativen Notfallkoordinators
- Soweit möglich Klärung der Lage und Lösung des Problems
- Soweit notwendig Meldung an den Geschäftsführer und den Leiter KAEP
- Auslösung der Alarmgruppe »Ärzte vom Dienst« zur Information an diese
- Ansprechpartner für externe Kräfte (z. B. Feuerwehr, Polizei)
- In Absprache mit dem Ärztlichen Direktor Beendigung der planbaren Eingriffe
- Information an die Mitarbeiter

Je nach Ausmaß der Sonderlage informiert der Medizinische Einsatzleiter den ZONK (s. u.), die Geschäftsleitung und die diensthabenden Ärzte der Fachabteilungen. Um schnell und effektiv eingreifen zu können, steht dem MedEL für die ersten Maßnahmen eine Checkliste zur Verfügung.

> Die Checkliste MedEL finden Sie zum Download im elektronischen Zusatzmaterial (▶ Kap. 12 Übersicht elektronisches Zusatzmaterial) unter der URL:
>
> https://dl.kohlhammer.de/content/downloads/978-3-17-045148-3/Checkliste_MedEL.docx

6.2 Zentraler Operativer Notfallkoordinator

Den medizinisch Verantwortlichen bezeichnet man als **Z**entraler **o**perativer **N**otfall**k**oordinator (Deutsche Gesellschaft für Unfallchirurgie) = **ZONK** (BBK 2020, S. 80). Der ZONK ist **medizinisch** verantwortlich bei allen Sonderlagen. Er arbeitet mit dem MedEL Hand in Hand. Handelt es sich beispielsweise bei einer Sonderlage um einen Massenanfall von Verletzten, ist der ZONK ein Facharzt/Oberarzt der Abteilung (Unfall-)Chirurgie. Obwohl die Funktion »ZONK« aus dem Bereich der Unfallchirurgie stammt, kann bei allen Sonderlagen ein medizinisch Verantwortlicher als ZONK benannt werden, der sich ausschließlich um die Gefährdung von Patienten kümmert und dem MedEL zur Seite steht. Hierbei ist beispielsweise an einen Ausfall Kritischer Infrastrukturen wie Stromausfall oder Ausfall systemrelevanter Aufzüge zu denken oder bei einer lebensbedrohlichen Einsatzlage (LebEL), ehemals polizeiliche Lage.

Bei einer Sonderlage bedingt durch internistische Erkrankungen, wie z. B. Pilzvergiftungen in einem Kindergarten oder Rauchgasinhalation bei Bränden, bei der eine größere Anzahl von Personen betroffen sind, wird als ZONK ein Facharzt/Oberarzt für Innere Medizin bzw. Pädiatrie eingesetzt.

> Der ZONK ist medizinisch verantwortlich und kann je nach betroffenem Fachgebiet bei allen Sonderlagen eingesetzt werden.

Bis zum Eintreffen des ZONK, der im Regeldienst erst von seinen Aufgaben abgelöst werden muss oder aus dem Rufdienst alarmiert wird, übernimmt der MedEL dessen Funktion. Bei knapper personeller Ressource können in Krankenhäusern mit einer geringen Bettenanzahl die Funktionen MedEL und ZONK zusammengelegt werden. Zu beachten ist jedoch die fachliche Qualifikation!

6.3 Krankenhauseinsatzleitung

Erfordert die Sonderlage die Unterstützung der Krankenhauseinsatzleitung, wird der MedEL den Geschäftsführer informieren. Die Krankenhauseinsatzleitung (KEL) wird dann vom Geschäftsführer einberufen. Dieser nimmt in der Regel die Funktion des Krankenhauseinsatzleiters (KELtr) wahr.

Empfohlen wird im Vorfeld eine Festlegung der »Alarmierungsschwelle«, d. h., es erfolgt eine Auflistung, bei welchen Sonderlagen der Geschäftsführer informiert werden sollte. Da es in diesem Punkt zu unterschiedlichen Auffassungen kommen kann, ist dieses Thema in der AG KAEP und mit dem Geschäftsführer zu besprechen. Hier gebe ich Ihnen eine Empfehlung:

> Die Geschäftsführung ist zu informieren bei:
>
> - Brand im Krankenhaus
> - lebensbedrohlicher Einsatzlage (polizeilicher Lage)
> - allen Sonderlagen, bei denen mit einer Außenwirkung zu rechnen ist
> - MANV ab Stufe 2, d. h., wenn Personal aus dem Dienstfrei alarmiert werden muss
> - Ausfall technischer Systeme mit Patientengefährdung

Weitere Details finden Sie auch in Schritt 5 (▶ Kap. 5).

Abbildung 6.1 zeigt den Aufwuchs der Krankenhauseinsatzleitung, zu lesen von unten nach oben (▶ Abb. 6.1). Die operative Einsatzleitung (opEL) im grauen Kasten stellt die operative Ebene »vor Ort«, d. h. am Einsatzort dar. Nach Information des Geschäftsführers entscheidet dieser, ob die KEL einberufen wird. Falls sie nicht einberufen wird, bleiben MedEL und ZONK auf der operativen Ebene Entscheider. Selbstverständlich kann sich im Laufe der Sonderlage die Situation ergeben, dass die Geschäftsführung doch die KEL einberufen muss. Im oberen Teil von Abbildung 6.1 – blau hinterlegt – ist die Struktur der Krankenhauseinsatzleitung mit den Sachgebieten S1–S6 sowie dem Krankenhauseinsatzleiter dargestellt.

6 Schritt 6: Führungsstrukturen und besondere Bereiche

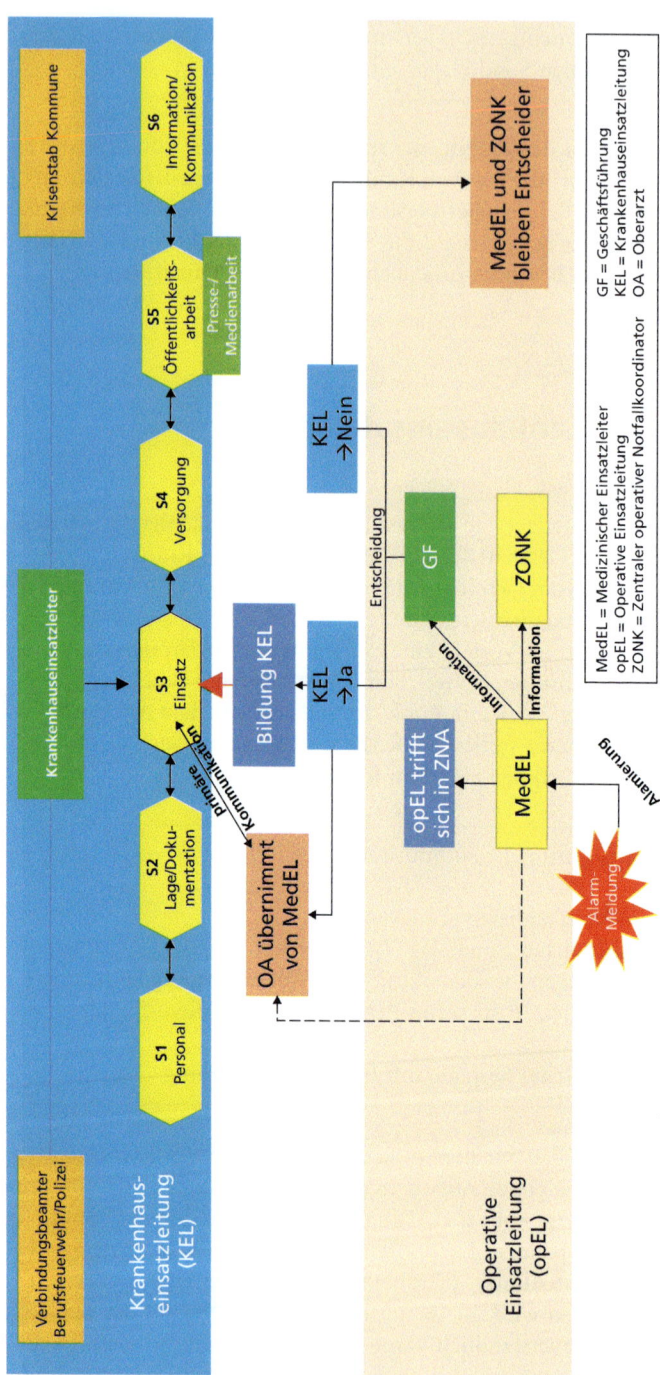

Abb. 6.1: Aufwuchs der Krankenhauseinsatzleitung

6.3 Krankenhauseinsatzleitung

Die KEL kann sich je nach Sonderlage und Zeitpunkt der Meldung in einer Remote-Sitzung und/oder in Präsenz an einem festgelegten Ort treffen. Richten Sie eine Möglichkeit für die Krankenhauseinsatzleitung ein, sich unmittelbar nach der Alarmierung remote zu treffen und die ersten Entscheidungen der notwendigen Maßnahmen dem MedEL mitzuteilen.

> Richten Sie eine digitale Lösung zum virtuellen Treffen der KEL ein.

Für das Treffen in Präsenz ist der Stabsraum an 2 verschiedenen Stellen (Redundanz!) eingerichtet. Möglich ist auch die Beibehaltung der Büros der Geschäftsleitung an den bekannten PCs. Ein Stabsraum ist jedoch auf jeden Fall für die regelmäßige Lagebesprechung erforderlich und vorzubereiten. Denkbar ist auch ein Besprechungsraum, der z. B. für Vorstandssitzungen etc. im Alltag genutzt wird.

Abbildung 6.2 zeigt einen Besprechungsraum der Geschäftsführung, der bei einer Sonderlage sofort in die Zentrale der Krankenhauseinsatzleitung umfunktioniert werden kann (▶ Abb. 6.2). Wichtig ist die schnelle Einsatzbereitschaft der KEL. Wichtige Dokumente, wie z. B. Lagepläne, Telefonnummern und Funktionswesten, werden in einem KEL-Koffer vorgehalten. Die für die Stabsarbeit erforderlichen Materialien werden im Schrank bevorratet, wobei Laptops oder Tabletts regelmäßig einem Update zugeführt werden müssen. Der KEL-Koffer sollte Folgendes enthalten:

- Wichtige Handlungsanweisungen (HA):
  - HA Krankenhauseinsatzleitung
  - HA Krankenhauseinsatzleiter
  - HA S1–S6
  - HA Bürgertelefon
  - HA Medizinischer Einsatzleiter (MedEL)
  - HA Zentraler operativer Notfallkoordinator (ZONK)
  - HA Leitender Arzt Sichtung
- Telefonlisten und Liste mit Ansprechpartnern der Kommune (inkl. Tel.-Nr.):
  - Hausinterne Liste mit den wichtigsten Telefonnummern
  - Mobiltelefonnummern der Mitglieder der KEL, auch private (im versiegelten Umschlag)
  - Büro des Bürgermeisters
  - Polizei
  - Feuerwehr
  - Rettungsdienst
  - Gesundheitsamt
  - Sonstige Institutionen (THW, DRK)
  - Benachbarte Krankenhäuser
- Bürobedarf:
  - Briefblöcke
  - Klemmbretter

Krankenhauseinsatzleitung

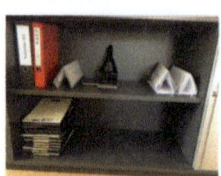
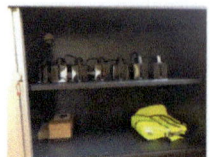
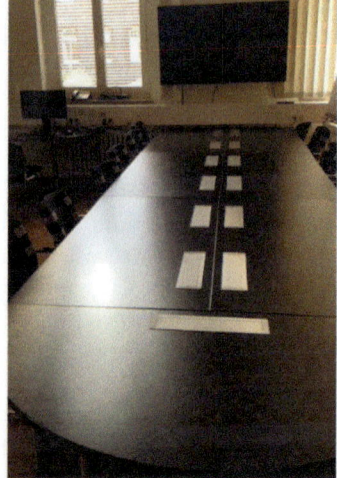
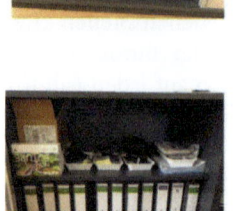
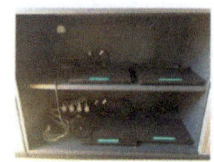
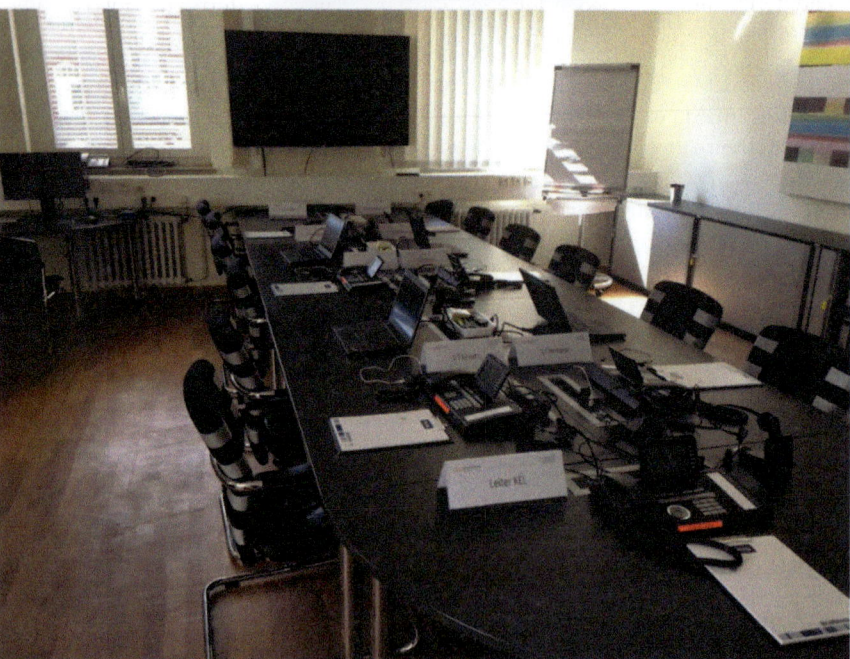

Abb. 6.2: Zentrale der Krankenhauseinsatzleitung (mit freundlicher Genehmigung von Dr. Rainer Kram, Universitätsklinikum Düsseldorf)

- Kugelschreiber
- Textmarker (gelb, grün)
- Permanentmarker (schwarz, rot, grün)

- Magnete
- Klebeband
- Tacker
- Batterien
- Taschenlampen
- Powerbanks
- Rolle Adhäsionsfolie mit permanent schreibenden Stiften
- Lagepläne aller Standorte
- USB-Stick mit allen relevanten HAs, Telefonnummern und Lageplänen
- Absperrbänder
- Westen gelb für KELtr und S-Funktionen, sowie 3× für Fachberater
- Müsliriegel, haltbare Snacks o. ä.

Die Einsatzbereitschaft wird durch eine gut vorbereitete Infrastruktur für die KEL hergestellt. Auch an Verpflegung ist zu denken, da der Einsatz unter Umständen mehrere Stunden dauert.

> Bereiten Sie die Stabsarbeit der KEL redundant vor!
> Im Fall einer Sonderlage ist hierfür keine Zeit!

Die Struktur der Krankenhauseinsatzleitung wird analog den Strukturen der Stäbe von Feuerwehr und Polizei nach der Dienstvorschrift (DV) 100 aufgebaut (FwDV 1999). In ▶ Abb. 6.3 sind Beispiele der Besetzung der jeweiligen Sachgebiete aufgeführt. Je nach Organigramm des Krankenhauses können andere Führungskräfte benannt werden. Wichtig ist es, sie während der Vorbereitungen zu benennen und ihre kontinuierlichen Erreichbarkeiten sicherzustellen.

Die DV 100 erlaubt verschiedenen Organisationen, wie Polizei, Hilfsorganisationen und Feuerwehren, eine gemeinsame Begrifflichkeit und dadurch eine rasche effektive Kommunikation untereinander nach streng vorgegebenem Dienstweg im Einsatz. Jede am Einsatz beteiligte Person kennt die Grundzüge der DV 100. Für die Struktur der Krankenhauseinsatzleitung wird die DV 100 ebenfalls empfohlen. Sie weicht allerdings von der Hierarchie im Krankenhausalltag ab und sollte daher in regelmäßigen Abständen geschult werden. Zur Erfüllung von Führungsaufgaben gelten folgende Führungsgrundsätze (Auszüge aus der Feuerwehrdienstvorschrift (FwDV) 100):

- Aufgaben, Befugnisse und Mittel müssen aufeinander abgestimmt sein.
- Aufgabenbereiche müssen überschaubar und klar abgegrenzt sein.
- Unterstellungsverhältnis und Weisungsrecht müssen klar festgelegt sein.
- Die Zusammenarbeit mit anderen, nicht unterstellten Kräften und Stellen muss gewährleistet sein.
- Die Pflicht zur Fürsorge und zur Erhaltung der Leistungsfähigkeit gegenüber Einsatzkräften muss beachtet werden.
- Auch bei Anwendung eines kooperativen Führungsstils bleibt die Gesamtverantwortung der Einsatzleiterin oder des Einsatzleiters unberührt.

6 Schritt 6: Führungsstrukturen und besondere Bereiche

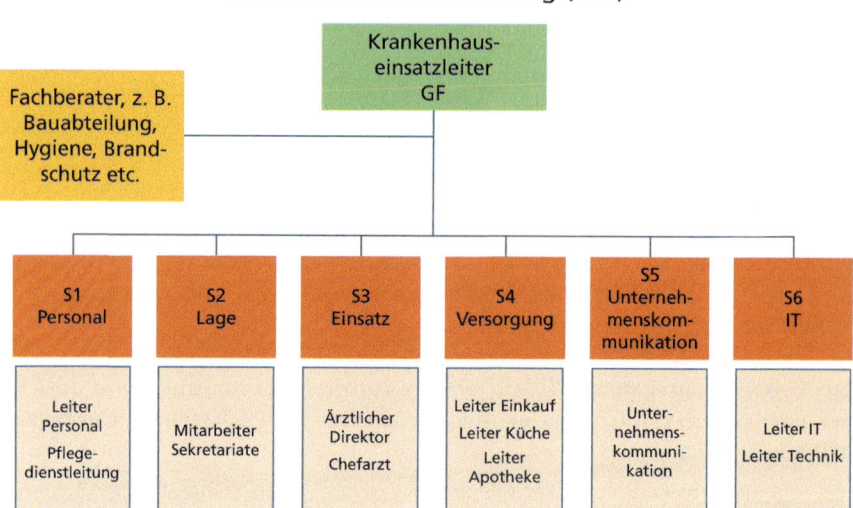

Abb. 6.3: Funktionen der Stabsarbeit (aus FwDV 100 »Führen und Leiten im Einsatz« 1999, Abdruck mit freundlicher Genehmigung des Ausschusses Feuerwehrangelegenheiten, Katastrophenschutz und zivile Verteidigung (AFKzV))

Gezeigt wird die Unabdingbarkeit und der strenge sowie geregelte Aufbau der Struktur der FwDV 100. Neben dem Krankenhauseinsatzleiter, dessen Funktion in der Regel vom Geschäftsführer bzw. seinem Vertreter besetzt wird, existieren in der Krankenhauseinsatzleitung Sachgebiete (S1–S6) (▶ Abb. 6.3). Je nach Bedarf und Art der Sonderlage können Fachberater wie der hygienebeauftragte Arzt, Abteilungsleiter Logistik oder der Beauftragte für Datenschutz in die KEL eingeladen werden. Manche Krankenhäuser haben die Sachgebiete um das Sachgebiet S7 erweitert, das z. B. vom Leiter KAEP besetzt wird. Für die Sachgebiete S1–S6 sowie die Fachberater wie Hygiene, Logistik und Datenschutz werden jeweils eigene Handlungsanweisungen erstellt. Diese werden den Betreffenden bei der Stabsarbeit zur Verfügung gestellt.

> Die Krankenhauseinsatzleitung ist nach der DV 100 aufgebaut.

Die Mitglieder der KEL werden zuvor redundant von der AG KAEP festgelegt und geschult. Nach der Schulung sollte jährlich eine Stabsrahmenübung stattfinden. Im Brandfall oder bei einer lebensbedrohlichen Einsatzlage (LebEL) ist der jeweilige Einsatzleiter der KEL weisungsgefugt. In beiden Fällen wird der KEL ein Verbindungsbeamter zur Verfügung gestellt. Nach umfassender Übergabe in die Sonderlage durch den MedEL übernimmt die KEL die Gesamtverantwortung. Der MedEL bleibt als organisatorisch Verantwortlicher vor Ort. Die Kommunikation mit der KEL erfolgt über das Sachgebiet S3. Die S3-Funktion nimmt in der KEL eine Schlüsselposition ein. S3 kommuniziert mit dem Krankenhauseinsatzleiter und zur operativen Ebene mit dem MedEL sowie mit den anderen Mitgliedern der KEL (▶ Abb. 6.4). So hält er dem Krankenhauseinsatzleiter auf der einen Seite »den Rücken frei«, indem er die Meldungen filtert, und auf der anderen Seite ist er durch die Kommunikation mit dem MedEL vor Ort über die dortige Situation genauestens informiert.

> Die Regelung der Kommunikationswege ist gerade bei der Abarbeitung einer Sonderlage von höchster Wichtigkeit.

6.4 Sachgebiete S1–S6

Nach der DV 100 sind die Aufgabenbereiche der Sachgebiete S1–S6 genau festgelegt. Für jedes Sachgebiet werden Handlungsanweisungen erstellt.

> Handlungsanweisungen für die Sachgebiete S1 bis S6 finden Sie zum Download im elektronischen Zusatzmaterial (▶ Kap. 12 Übersicht elektronisches Zusatzmaterial) unter der URL:
>
> https://dl.kohlhammer.de/content/downloads/978-3-17-045148-3/Handlungsanweisungen_Sachgebiete_S1-S6.pdf

Die personelle Besetzung der einzelnen Sachgebiete wird zuvor redundant festgelegt (▶ Abb. 6.3). Bei Personalknappheit können auch Sachgebiete zusammengelegt werden. Allerdings gilt dies nicht für das Sachgebiet S3!

> Sachgebiete können u. U. zusammengelegt werden.

6.4.1 Sachgebiet S1: Personal und Innerer Dienst

Personal:

- Verwaltet das gesamte Personal
- Achtet auf Einhaltung der Arbeitszeiten (maximal 11 Stunden, dies gilt auch in der Krise)
- Entsendet Personal in die Bereiche
- Kommuniziert mit dem Treffpunktkoordinator
- Ist verantwortlich für die Nachalarmierung des Personals, das Führen von Personalübersichten und die Bereitstellung von Reserven (Notdienstplanung)

6 Schritt 6: Führungsstrukturen und besondere Bereiche

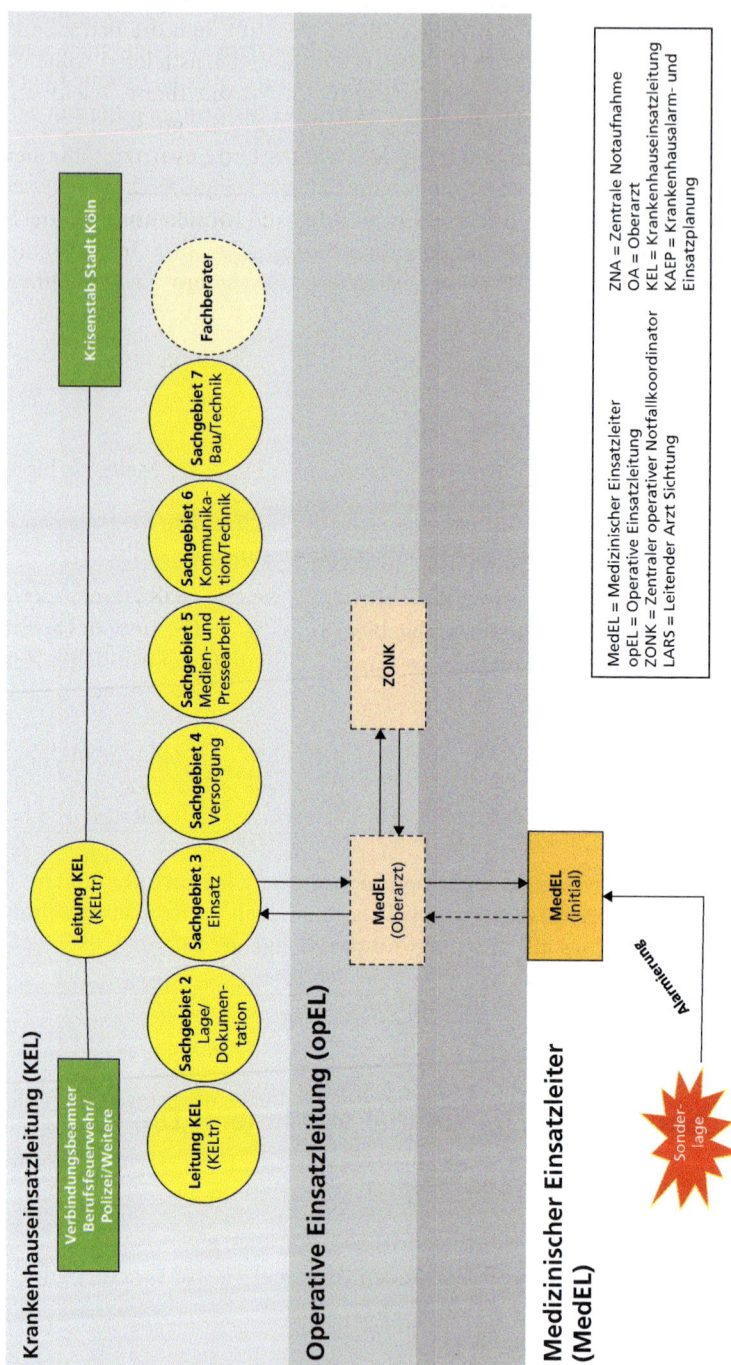

Abb. 6.4: Kommunikationswege in der Führungsebene

Innerer Dienst:

- Organisation der Führungsräume
- Einsatzbereitschaft herstellen
- Bereitstellung von Getränken und Snacks
- Versorgung aller Sachgebiete mit den benötigten Führungsmaterialien

6.4.2 Sachgebiet S2: Lage/Dokumentation

Aufgaben des Sachgebiets S2 sind u. a. die Beschaffung und Auswertung von Informationen, Lagefeststellung und Lagedarstellung sowie das Führen des Einsatztagebuchs. Das Einsatztagebuch wird in gedruckter Form vorbereitet und ist für jeden Mitarbeiter zugänglich im hausinternen Intranet. Wegen der vielfältigen Aufgaben wird die Funktion S2 von zwei Mitarbeitern übernommen. Nach Beendigung der Sonderlage wird von S2 ein Abschlussbericht erstellt. Da es durch häufige Telefonate zu akustischer Beeinträchtigung der Arbeit der Krankenhauseinsatzleitung kommen kann, empfiehlt sich eine räumliche Distanz zum Stabsraum, jedoch in erreichbarer Nähe.

> Das Sachgebiet S2 ist mit mindestens zwei Mitarbeitern zu besetzen.

6.4.3 Sachgebiet S3: Einsatz

Das Sachgebiet S3 koordiniert die Krankenhauseinsatzleitung und dient besonders in der Kommunikation als Bindeglied zwischen dem Medizinischen Einsatzleiter vor Ort und dem Krankenhauseinsatzleiter. Diese Funktion kann vom Ärztlichen Direktor oder einem Chefarzt übernommen werden. S3 ist verantwortlich für die Beurteilung der Lage und arbeitet vorausschauend (»vor die Lage kommen«).

> WICHTIG! Vorausschauend arbeiten, »vor die Lage« kommen!

Die Beurteilung der Lage und die Vorbereitung der Beschlussfassung liegt im S3. Es übernimmt die unmittelbare Einsatzleitung für das Krankenhaus. Er berichtet direkt dem KEL und kommuniziert mit dem MedEL vor Ort.

6.4.4 Sachgebiet S4: Versorgung/Logistik

Dem Sachgebiet S4 ist die gesamte Versorgung und Logistik zugeordnet. Dies beinhaltet die Bereitstellung aller Materialien wie z. B. Medikamente, medizinische Geräte, Verbrauchsgüter und Sterilgut. Darüber hinaus ist S4 verantwortlich für die Küche, die Reinigung und die Wäscheversorgung für Patienten und Funktionswäsche für die Mitarbeiter.

6.4.5 Sachgebiet S5: Presse und Medienarbeit

Aufgaben des Sachgebiets S5 sind die interne und externe Unternehmenskommunikation sowie die Organisation der Besetzung des Bürgertelefons. S5 beobachtet die Veröffentlichungen in den sozialen Netzwerken (social media).

> Eine Handlungsanweisung speziell für die Organisation des Bürgertelefons finden Sie zum Download im elektronischen Zusatzmaterial (▶ Kap. 12 Übersicht elektronisches Zusatzmaterial) unter der URL:
>
>   https://dl.kohlhammer.de/content/downloads/978-3-17-045148-3/ Handlungsanweisungen_Buergertelefon.pdf

6.4.6 Sachgebiet S6: Information und Kommunikation

Das Sachgebiet S6 hat bei Schadensereignissen eine große Bedeutung, da es u. a. für die Absicherung des Telefonnetzes sowie der Sicherstellung der IT verantwortlich ist.

6.4.7 Fachberater

Je nach Art der Sonderlage können Fachberater aus verschiedenen Bereichen hinzugezogen werden, wie z. B. aus den Bereichen Hygiene, Technik, Datenschutz oder Brandschutz.

> **Merke**
>
> - Bei einer Sonderlage ist die Kommunikation anders als im Klinikalltag
> - Die Leitstelle Feuerwehr/Rettungsdienst benötigt eine kontinuierlich erreichbare Telefonnummer des Krankenhauses für die Anmeldung von Patienten und ggf. eines MANV
> - Der MedEL ist organisatorisch verantwortlich
> - Der MedEL kann einen Assistenten benennen
> - Der ZONK ist medizinisch verantwortlich
> - Die Mitglieder der Krankenhauseinsatzleitung sollten ausreichend geschult sein und an einer Stabsrahmenübung teilnehmen
> - Die Krankenhauseinsatzleitung wird nach den Vorgaben der Dienstvorschrift 100 (DV 100) eingerichtet
> - Die Räumlichkeiten für die Krankenhauseinsatzleitung sind redundant vorzuhalten und gewährleisten eine sofortige Einsatzbereitschaft
> - Jedes Sachgebiet hat eine eigene Handlungsanweisung
> - Das Sachgebiet S5 richtet ein Bürgertelefon ein

> - Das Sachgebiet S3 kommuniziert mit dem Krankenhauseinsatzleiter und dem MedEL
> - Kommen Sie »vor die Lage«!

> Reflexionsfragen in Form von Checklisten finden Sie zu allen Schritten zum Download im elektronischen Zusatzmaterial (▶ Kap. 12 Übersicht elektronisches Zusatzmaterial).

6.5 Besondere Bereiche

In folgenden Bereichen sind besondere Tätigkeiten für die Abarbeitung einer Sonderlage erforderlich. Sie werden in den nächsten Schritten besprochen:

- Empfang/Telefonzentrale
- Zentrale Notaufnahme
- Psychosoziale Notfallversorgung
- Treffpunkt für Mitarbeiter
- Verkehrslenkung

6.5.1 Empfang/Telefonzentrale

Der Empfang bzw. die Telefonzentrale wird häufig von Mitarbeitern besetzt, die nicht aus medizinischen Bereichen ihre Tätigkeit aufnehmen und eine andere berufliche Qualifikation mitbringen. Daher ist eine besondere Schulung (siehe Schritt 10, ▶ Kap. 10), besonders was die Einhaltung der Alarmierungswege angeht, erforderlich. Die für diesen Bereich erforderlichen Handlungsanweisungen werden in einer schnell verfügbaren Mappe in ausgedruckter Form den Mitarbeitern zur Verfügung gestellt. Hierbei ist besonders auf die Darstellung der Alarmierungswege, wie z. B. das Kommunikationsdreieck (siehe Schritt 5, ▶ Kap. 5), zu achten. Außerdem sollten den Mitarbeitern die Alarmierungsliste inkl. der jeweiligen Telefonnummern (auch der privaten Telefonnummern nach Vereinbarung mit dem Betriebsrat) zur Verfügung stehen.

> Stellen Sie den Mitarbeitern des Empfangs/der Telefonzentrale eine Alarmierungsliste und Handlungsanweisungen zur Verfügung.

6.5.2 Zentrale Notaufnahme

Der Zentralen Notaufnahme (ZNA) kommt bei nahezu jeder Sonderlage eine besondere Schlüsselposition bei. Die Mitarbeiter sind Notfälle gewohnt und oft können sie auch Mitarbeitern anderer Bereiche in der Aufregung bei Eintreten einer Sonderlage eine professionelle Hilfe sein.

Bei Sonderlagen, bei denen Patienten in das Krankenhaus kommen, sei es mit dem Rettungsdienst eingeliefert oder als Selbsteinweiser, ist es gerade die Notaufnahme, die diese Patienten sichtet und den entsprechenden Bereichen zuweist. In Schritt 7 (▶ Kap. 7) sind die Sonderlagen detailliert beschrieben. Die Mitarbeiter der ZNA sind auf die jeweiligen Sonderlagen wie z. B. Massenanfall von Patienten (MANV) vorbereitet und werden gesondert geschult. Sämtliches Material, das für Sonderlagen vor Ort in der ZNA benötigt wird, sollte in einem »Lager KAEP« in der Nähe der ZNA gelagert werden. Dezentrale Aufbewahrung von einzelnen Materialien sollte vermieden werden.

> Im Lager KAEP wird das gesamte Material in der Nähe der ZNA gelagert.

Die Teilnahme des pflegerischen oder des ärztlichen Leiters der ZNA an der AG KAEP ist sinnvoll. In einigen Krankenhäusern wird der ärztlichen Leitung der ZNA die Aufgabe als Leiters KAEP übertragen. Allerdings kann ein funktionierender Krankenhausalarm- und Einsatzplan nicht als Nebenprodukt eines »Kümmerers« verstanden werden, sondern es bedarf zur Erledigung dieser Aufgabe einer Freistellung in angemessenem Rahmen.

> Einen Krankenhausalarm- und Einsatzplan schreibt man nicht nebenbei.

6.5.3 Psychosoziale Notfallversorgung

Für die Patienten, Angehörigen, aber auch für die Mitarbeiter sollte ein Dienst »PSNV« eingerichtet werden. Die Mitglieder dieses Dienstes stammen aus den Bereichen Seelsorge, Sozialdienst oder auch Psychosomatik, falls dieser Bereich in Ihrem Krankenhaus eingerichtet ist. Sie üben ihre Tätigkeit entweder vor Ort aus oder sind telefonisch durch die Bereitstellung einer Hotline erreichbar.

> Denken Sie an eine psychosoziale Notfallversorgung für Patienten, Angehörige und Mitarbeiter.

6.5.4 Treffpunkt für Mitarbeiter

Richten Sie einen Treffpunkt für Mitarbeiter ein. Dieser ist nicht zu verwechseln mit den Sammelplätzen, die vom Brandschutzbeauftragten Ihrer Klinik außerhalb des Gebäudes für mögliche Evakuierungen eingerichtet werden. Als Treffpunkt für Mitarbeiter, die außerhalb ihrer Dienstzeit bei einer Sonderlage zur Verstärkung ihrer Kollegen ins Krankenhaus gerufen werden, eignen sich folgende Räume:

- Ein Besprechungsraum mit ausreichender Größe
- Die Personalcafeteria
- Andere Räumlichkeiten, die von außen gut erreichbar sind

Die operative Einsatzleitung oder ggf. die Krankenhauseinsatzleitung benennt einen Treffpunktkoordinator. Er registriert ankommende Mitarbeiter mit Namen, Funktion und Zeitpunkt des Eintreffens. Diese Registrierung wird dem Sachgebiet S1 zur Verfügung gestellt. Eine Möglichkeit ist eine Exceltabelle, an der der Treffpunktkoordinator und der Mitarbeiter S1 gleichzeitig arbeiten können. So können die Mitarbeiter direkt nach ihrem Eintreffen den entsprechenden Bereichen zugewiesen werden.

> Eine Registrierung der Mitarbeiter am Treffpunkt ist unerlässlich.

Der Einsatz der Mitarbeiter aus dem Dienstfrei entspricht nicht immer dem sonstigen Betätigungsfeld, sondern richtet sich nach dem Bedarf an Unterstützung. Legen Sie in der AG KAEP in Abstimmung mit den einzelnen Bereichen im Vorfeld den Treffpunkt fest und kommunizieren Sie diesen an alle Mitarbeiter.

> Den Mitarbeitertreffpunkt sollte jeder Mitarbeiter kennen.

Der Treffpunktkoordinator erhält ein Telefon sowie eine Mappe mit erforderlichen Unterlagen:

- Handlungsanweisung Treffpunktkoordinator
- Wichtige Telefonnummern
- Handzettel für Mitarbeiter zur Angabe des Einsatzortes
- Vorbereitete Tabelle zur Registrierung der Mitarbeiter

> Bereiten Sie eine Treffpunktmappe und ein Telefon für den Treffpunktkoordinator vor.

6.5.5 Verkehrslenkung

Damit die An- und Abfahrt für die Feuerwehr und den Rettungsdienst während einer Sonderlage gewährleistet ist, richten Sie zeitnah eine Verkehrslenkung ein. Der MedEL bestimmt einen Mitarbeiter und stellt ihm eine Warnweste mit der Aufschrift »Verkehrslenkung« (im Lager KAEP) zur Verfügung. Das Gelände unmittelbar vor Ihrer Notaufnahme gehört in der Regel dem Krankenhaus und wird entgegen vieler Annahmen nicht von der Polizei geregelt.

> Ein Leiter Verkehrslenkung sollte bei einer Sonderlage frühzeitig benannt werden.

Der Leiter Verkehrslenkung sorgt für Absperrungen für private PKW und freie Durchfahrt für Rettungsmittel.

6.5.6 Sammelplatz

Wie bereits oben erwähnt, werden vom Brandschutzbeauftragten Ihres Krankenhauses Sammelplätze für die Räumung des Krankenhauses oder Teilbereiche bei Sonderlagen intern wie Brand, drohender Gebäudeeinsturz oder auf Befehl der Polizei bei einer lebensbedrohlichen Einsatzlage eingerichtet. Sie finden die Sammelplätze durch ein Schild gekennzeichnet (▶ Abb. 6.5).

Abb. 6.5: Schild Sammelplatz (Freepik: © grmarc)

Oft befinden sich die Sammelplätze auf einer Wiese unmittelbar vor den Eingängen des Krankenhauses ohne Überdachung. Denken Sie daran, dass bei einer akuten Räumung nicht nur gehfähige Personen das Krankenhaus verlassen, sondern auch bettlägerige Patienten aus dem Krankenhaus herausbegleitet werden müssen. Stimmen Sie sich mit dem Brandschutzbeauftragten ab, ob für die Patienten neben den Sammelplätzen in direkter Nähe ein überdachtes Gebäude zur Verfügung steht. Es eignen sich Parkhäuser, Turnhallen oder ähnliche Gebäude.

6.5.7 Einsatzhelfer

Zur Unterstützung der Maßnahmen bei einer Sonderlage sollten freiwillige Mitarbeiter als Einsatzhelfer geschult werden. Durch eine Umfrage im Krankenhaus können sich Mitarbeiter aus nichtmedizinischen Bereichen, wie z. B. Qualitätsmanagement, Personalabteilung oder anderen Verwaltungsbereichen, melden. Bilden Sie diese Mitarbeiter zu Einsatzhelfern und ggf. zusätzlich auch zu Brandschutz- und Evakuierungshelfern aus für folgende Tätigkeiten:

- Lenkung von Besucherströmen
- Einrichtung von Absperrmaßnahmen
- Führen der Aufzüge
- Betreuung von Angehörigen
- Assistenz der operativen Einsatzleitung
- Brandschutz
- Evakuierung
- Sonstiges

> Einsatzhelfer melden sich freiwillig und werden auf ihre Tätigkeiten vorbereitet.

Merke

- Mitarbeiter besonderer Bereiche bekommen eine auf sie abgestimmte Schulung
- Hinterlegen Sie am Empfang/der Telefonzentrale eine Liste mit den wichtigsten Telefonnummern
- Stellen Sie dem Empfang/der Telefonzentrale ihre Handlungsanweisungen in einer Mappe zur Verfügung
- Alle für die Sonderlagen erforderlichen Materialien finden im Lager KAEP in unmittelbarer Nähe zur Notaufnahme ihren Platz (gilt nicht für die KEL)
- Richten Sie eine Dienstreihe »psychosoziale Notfallversorgung« für Patienten, Angehörige und Mitarbeiter ein
- Legen Sie einen Mitarbeitertreffpunkt fest und statten diesen mit einem PC zur Registrierung der Mitarbeiter aus
- Den Mitarbeitertreffpunkt sollte jeder Mitarbeiter im Unternehmen kennen
- Ein Leiter Verkehrslenkung sollte bei einer Sonderlage frühzeitig seine Tätigkeit aufnehmen
- Die Warnweste »Leiter Verkehrslenkung« ist sofort verfügbar
- Zusätzlich zu den Sammelplätzen sollte es eine überdachte Möglichkeit für die Patienten und Mitarbeiter geben
- Implementieren Sie die Gruppe »Einsatzhelfer« und bilden diese für ihre Tätigkeiten aus

6 Schritt 6: Führungsstrukturen und besondere Bereiche

> Reflexionsfragen in Form von Checklisten finden Sie zu allen Schritten zum Download im elektronischen Zusatzmaterial (▶ Kap. 12 Übersicht elektronisches Zusatzmaterial).

7 Schritt 7: Sonderlagen

7.1 Sonderlagen allgemein

Im Krankenhausalarm- und Einsatzplan sind die Sonderlagen aufgeführt. Abbildung 7.1 zeigt alle wichtigen Sonderlagen auf. Die Sonderlagen, die hier nicht explizit aufgelistet wurden, sind unter »sonstige Lagen« zusammengefasst.

Die Begrifflichkeiten sind nicht überall gleich verbreitet. Manche Experten sprechen von Gefahren- oder Schadenslagen. Beide Begriffe geben isoliert nur einen Teilaspekt wieder. Gefahrenlagen sind Lagen, die noch nicht zum Schaden geführt haben, d. h., sie befinden sich dementsprechend im Bereich des Risikomanagements; Schadenslagen bezeichnen bereits eingetretene Lagen. Um beide Bereiche genügend abzudecken, setzt sich in der jüngsten Vergangenheit der Begriff »Sonderlage« allgemein durch und wird im Folgenden verwendet.

> In diesem Buch wird der Begriff »Sonderlage« verwendet.

Abbildung 7.1 zeigt die möglichen Sonderlagen in einem Krankenhaus. Beispielhaft sind jeweils mögliche Ursachen der Sonderlagen aufgeführt (▶ Abb. 7.1).

Nach neuerem Verständnis spielt es jedoch keine Rolle, ob die Ursache einer Sonderlage »intern« oder »extern« bedingt ist. Eine externe Sonderlage kann schnell zu einer internen werden, z. B. bei einer Terrorlage in der Stadt, bei der im Strom der Verletzten der Täter ins Krankenhaus gebracht wird und dieser mittels Schusswaffen Patienten und Mitarbeiter in der Zentralen Notaufnahme verletzt bzw. tötet.

> Bei einer Terrorlage kann ein Täter in die Zentrale Notaufnahme gelangen.

Wichtiger ist festzuhalten, ob die Kapazität und/oder die Funktionalität eines Krankenhauses betroffen sind. Funktionalität und Kapazität sind voneinander abhängig und bedingen einander. Eine erschöpfte Kapazität (z. B. bei MANV) beeinträchtigt die Funktionalität, eine gestörte Funktionalität (z. B. bei Ausfall KRITIS) führt zu einer reduzierten Kapazität (Wurmb u. a. 2016). Bei der Erstellung des Krankenhausalarm- und Einsatzplans bzw. bei dessen Aktualisierung und während einer Sonderlage ist stets auf Funktionalität und Kapazität zu achten. Das Ziel einer

7 Schritt 7: Sonderlagen

MANV/MANE	Zugunglück, Busunfall, Flugzeugabsturz, Verletzte bei Terroranschlag etc.
Brand/Rauch	Rauchentwicklung und Brand im Krankenhaus, Gasgeruch
Räumung/Evakuierung	Räumung bei Brand, Erdbeben, drohender Gebäudeeinsturz
	Evakuierung bei Bombenfund
	Unwetterschäden, Brand etc.
Lebensbedrohliche Einsatzlage (LebEL)	Terroranschlag im Krankenhaus, Bombendrohung, Amok-Lage, Geiselnahme
Kontamination, C-, RN-Lage	Chemieunfall, Unfall mit radioaktiven Substanzen
B-Lage, Epidemie, Patient mit hochpathogenem Erreger	Auch Pandemien, Angriff mit biologischen Waffen
Ausfall technischer Systeme (Kritische Infrastruktur) und geplante technische Maßnahmen	Strom-, Wasser- und Heizungsausfall, Ausfall medizinischer Gase, Cyberangriff
Verteidigungs-/Bündnisfall	Versorgung verletzter Soldaten, Zerstörung von Gebäuden
Sonstige Lagen	Alle anderen Sonderlagen, die oben nicht beschrieben wurden

Abb. 7.1: Sonderlagen in einem Krankenhaus

effizienten Planung ist die schnelle Wiederherstellung der Funktionalität, wodurch die Resilienz des Krankenhauses gesteigert wird.

Maßnahmen bei einer Meldung

Bei Sonderlagen, die außerhalb des Krankenhauses entstehen, erfolgt die Alarmierung durch die Leitstelle der betreffenden Kommune (Kreis oder kreisfreie Stadt). Je nach örtlichen Begebenheiten kann die Meldung der Leitstelle über telefonische Information, Faxmeldung oder ein bestehendes digitales System erfolgen. Die Alarmierung wird im Vorfeld mit dem ärztlichen Leiter Rettungsdienst/ der Leitstelle abgestimmt. Die Meldung von Sonderlagen innerhalb des Krankenhauses erfolgt meistens über den Empfang/die Telefonzentrale.

Die Alarmierungswege sind bei jeder Sonderlage gleich: Unabhängig ob intern oder extern entstanden, wird sofort der Medizinische Einsatzleiter (MedEL) alarmiert (siehe Schritt 5: Alarmierung, ▶ Kap. 5). Diese Funktion (nicht eine Person!) ist 24/7 erreichbar, übernimmt die organisatorische Verantwortung und alarmiert die operative Einsatzleitung (opEL). Nach Lageerkundung durch die opEL (siehe Schritt 6: Führungsstrukturen, ▶ Kap. 6) werden je nach Sonderlage die übergeordneten Stellen (Geschäftsführer) informiert und alarmiert. Sehr wichtig ist die detaillierte Dokumentation von Beginn an, damit Meldungen und getroffene Entscheidungen und Maßnahmen später nachvollzogen werden können. Meldungen aus verschiedenen Bereichen werden vom MedEL im Nachgang der bewältigten Sonderlage zu einem Einsatztagebuch zusammengefügt.

> Dokumentieren Sie von Beginn an detailliert die Meldungen und Maßnahmen.

> **Merke**
> - Bei jeder Sonderlage spielt die Erhaltung der Funktionalität eine Rolle
> - Ist die Kapazität eines Krankenhauses erschöpft, kann die Funktionalität beeinträchtigt werden
> - Das Ziel einer effizienten Vorbereitung ist das schnelle Erreichen der Funktionalität und Kapazität nach einer Sonderlage = Resilienz
> - Dokumentieren Sie von Beginn an und fügen die jeweiligen Dokumente in einem Einsatztagebuch nach Bearbeitung der Sonderlage zusammen

> Reflexionsfragen in Form von Checklisten finden Sie zu allen Schritten zum Download im elektronischen Zusatzmaterial (▶ Kap. 12 Übersicht elektronisches Zusatzmaterial).

7.2 Massenanfall von Verletzten (MANV)

Bei einem MANV liegt eine Sonderlage (z. B. Zugunglück, Verkehrsunfall mit mehreren PKW) mit einer Vielzahl von verletzten Personen vor, die schnell zu einer Überlastung des klinischen Routinebetriebs führen. Es kann dabei gerade in der Initialphase zu einem Mangel an Personal und Material kommen. Daher müssen bei einer Sonderlage zusätzliche Strukturen aufgebaut werden, die eine effektive Versorgung auch einer größeren Anzahl von Patienten gewährleisten.

Bei einem MANE kommt es analog zum MANV zu einer größeren Anzahl erkrankter Patienten, die in der Notaufnahme versorgt werden müssen (z. B. bei einer Lebensmittelvergiftung in einer Gemeinschaftsunterkunft). Zusätzlich zur Zuführung von Patienten über den Rettungsdienst ist sowohl bei MANV als auch bei MANE mit einer größeren Anzahl von Patienten zu rechnen, die selbständig das Krankenhaus aufsuchen (Selbsteinweiser). Im Gegensatz zur Zuführung über den Rettungsdienst erfolgt der Zustrom von Selbsteinweisern weder koordiniert noch kontrolliert und ist auch nicht vorhersehbar. Schnell kommt es zur Erschöpfung der Behandlungskapazität und dadurch zur Störung der Funktionalität des Krankenhauses.

7 Schritt 7: Sonderlagen

> Der Zustrom von Selbsteinweisern ist nicht kalkulierbar, jedoch sollte er in der Vorplanung mit einbezogen werden.

7.2.1 Vorbereitung

Material

In der Nähe der Notaufnahme wird ein Lager KAEP eingerichtet. Dort befinden sich alle Materialien, die für den Massenanfall für Verletzte, aber auch für sonstige Sonderlagen erforderlich sind. Die Materialien sind in Rollcontainern untergebracht, damit sie flexibel in die Räume gebracht werden können. Besonders auf die Anschaffung von Tourniquets zur Blutstillung (▶ Abb. 7.2) und die Verlastung in Rollcontainern ist zu achten.

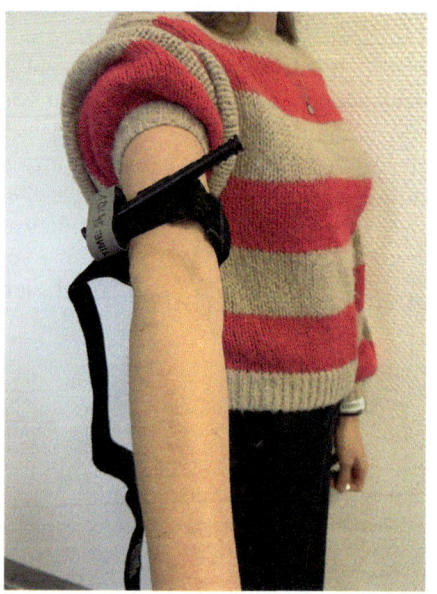

Abb. 7.2: Tourniquet zur Blutstillung

> Errichten Sie ein Lager KAEP in der Nähe der Zentralen Notaufnahme.

Um schnell handlungsfähig zu sein, empfiehlt sich die Anschaffung »roter Körbe« (▶ Abb. 7.3), in denen sich Materialien für die Erstbehandlung von Schwerverletzten befinden (AWMF 2022). Sie enthalten Einmalmaterial, das rechtzeitig vor Ablauf ausgetauscht werden muss, damit es noch in der Zentralen Notaufnahme

7.2 Massenanfall von Verletzten (MANV)

verwendet werden kann, um keine materiellen Ressourcen zu verschwenden. Für die Logistik sind die Mitarbeiter der ZNA verantwortlich.

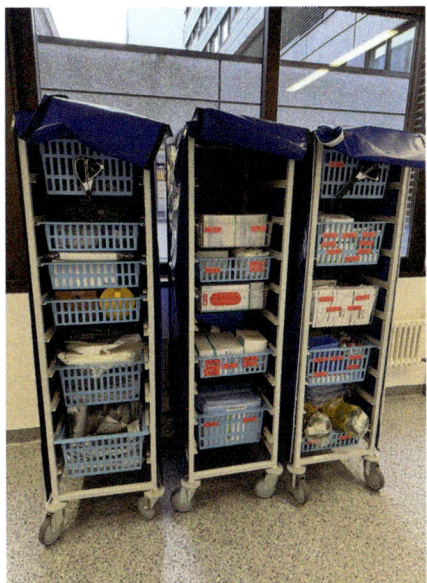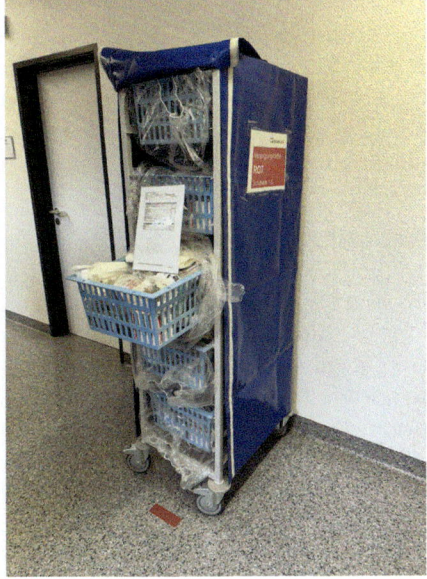

Abb. 7.3: »Rote Körbe« für die Versorgung Schwerverletzter

Personal

Sowohl das pflegerische als auch das ärztliche Personal ist in der Zentralen Notaufnahme sowie im operativen Bereich (OP-Teams, Anästhesie) frühzeitig zu verstärken. Die AG KAEP stimmt sich mit den jeweiligen Abteilungen ab. Als Vorschlag zur unmittelbaren Unterstützung in der ZNA könnte beispielsweise Personal von der Intensivstation in vertretbarem Rahmen abgezogen werden.

> Die Zentrale Notaufnahme und der operative Bereich benötigen zur Versorgung der Verletzten beim MANV zeitnahe Unterstützung aus anderen Abteilungen.

Ist ein Alarmserver vorhanden, können die Mitarbeiter aus der ZNA oder anderen Bereichen in einer oder mehrerer Alarmgruppen zusammengefasst und alarmiert werden.

7.2.2 Alarmierung und Frühversorgung (Phase 1)

Phase 1 (Chaosphase): Alarmierung und Frühversorgung

Diese Phase ist für das Krankenhaus am kritischsten. Im schlimmsten Fall kommt es außerhalb der Regelarbeitszeit zu einer Alarmierung. Hierbei stehen nur sehr begrenzte personelle Ressourcen zur Verfügung. Gleichzeitig ist zusätzliches Personal zu alarmieren und die Infrastruktur der Klinik auf eine MANV/MANE-Lage umzustellen.

Alarmierungsstufen

Im KAEP sind die Alarmierungsstufen festgelegt (▶ Tab. 7.1), die nicht mit den MANV-Stufen des Rettungsdienstes korrelieren, sich jedoch nach der Anzahl der eintreffenden Patienten und dem benötigten Personal richten. Je nach Alarmierungsstufe findet die Aufwuchskapazität in der ZNA sowohl personell als auch materiell statt.

Tab. 7.1: Alarmierungsstufen

Alarmierungsstufe	Benötigtes Personal
0	Voralarm – die Meldung der Leitstelle geht ein, noch unklares Lagebild
1	Begrenzte Patientenanzahl – die Lage kann mit dem vorhandenen Personal bewältigt werden
2	Hohe Patientenanzahl, jedoch kompensierbar – ein Teil der Mitarbeiter, die sich im Dienstfrei befinden, wird alarmiert (meistens 50 %)
3	Hohe Patientenanzahl, nicht kompensierbar – Vollalarm – alle verfügbaren Kräfte werden alarmiert (100 %)

Die Alarmierung der Mitarbeiter erfolgt durch einen geeigneten Alarmserver, in dem zuvor die Alarmgruppen definiert und die telefonische Erreichbarkeit der Mitarbeiter eingegeben wird. Eine Alarmierung der Mitarbeiter durch Alarmketten ist abzulehnen, da sie sehr zeitintensiv ist und die Anzahl und der Zeitpunkt der eintreffenden Mitarbeiter nicht kalkulierbar sind. Ein weiterer Grund, der gegen Alarmketten spricht, ist die schnelle Überlastung des Mobiltelefonsystems und dadurch erschwerte Erreichbarkeit der Mitarbeiter.

Unmittelbar nach der Ankündigung »MANV« ist die notwendige Vorlaufzeit zur Vorbereitung von (z. B. bisher leerstehenden) Räumen für die Aufnahme von Patienten zu berücksichtigen. Frühzeitig ist der Transportdienst zu verstärken, damit ausreichend Betten auf (leere) Bettenstationen gebracht werden, sowie der Reinigungsdienst, damit diese Betten bezogen werden. Darüber hinaus sind vorher unbenutzte leere Bereiche ggf. zu reinigen sowie die technische Infrastruktur

(Strom, Wasser, Sanitäranlagen, Telefon, EDV, Pflegearbeitsräume etc.) auf Funktionsfähigkeit zu überprüfen. Zur Versorgung der ankommenden Patienten und Betreuung von Angehörigen sind folgende Bereiche einzurichten:

- Sichtungsbereich
- Bereich für rot triagierte Patienten
- Bereich für gelb triagierte Patienten
- Bereich für grün triagierte Patienten
- Wartezone für Angehörige

Für diese Bereiche wird zu jeder Zeit (24/7) Personal eingesetzt. Die AG KAEP überlegt gemeinsam mit den betreffenden Akteuren aus der Zentralen Notaufnahme, (Unfall-)Chirurgie, Anästhesie und dem OP-Team, wer welche Bereiche initial besetzt. Allerdings kann diese Einteilung nur ein Vorschlag sein, da sich die Mitarbeiter beispielsweise bei einer Notoperation im OP befinden und diese Tätigkeit nicht ad hoc abbrechen können.

Die Einteilung in die Bereiche erfolgt sofort nach der Meldung eines MANV durch den MedEL. Er trägt die Namen der Mitarbeiter, deren Funktion und ihre telefonische Erreichbarkeit in einen zuvor vorbereiteten Plan ein, der in Größe DIN A0 im Vorfeld ausgedruckt wurde, und hängt diesen Plan sichtbar auf. Abbildung 7.4 zeigt Phase 1 der jeweils zu besetzenden Bereiche (▶ Abb. 7.4).

Den Funktionen MedEL und ZONK werden in der ZNA Telefone bereitgestellt, damit sie unabhängig von ihrer üblichen Telefonnummer, die erfahrungsgemäß in einer Sonderlage häufig frequentiert wird, stets erreichbar sind.

> Richten Sie für die Funktionen MedEL und ZONK einsatzbereite Telefone ein.

In der Phase 1 übernimmt der MedEL zunächst die Einsatzleitung und beruft die opEL ein. Diese muss folgende Aufgaben bewältigen:

- Nach Erhalt der Meldung Analyse und Beurteilung der Situation
- Abfrage der Intensivkapazität und Meldung an die Leitstelle
- Bekanntgabe des Namens und der Erreichbarkeit des MedEL an die Leitstelle
- Benennung eines Führungsassistenten in der ZNA
- Sofortige Dokumentation der Meldungen und Maßnahmen (Einsatztagebuch)
- Information an Pflegedienst in der ZNA sowie an alle an der Notfallversorgung beteiligten Ärzte
- Alarmierung des Zentralen Operativen Notfallkoordinators (ZONK)
- Sicherstellung der pflegerischen und ärztlichen Versorgung der in der ZNA befindlichen Patienten
- Entscheidung der sofortigen stationären Aufnahme oder Entlassung der in der ZNA befindlichen Patienten in ambulante Behandlung
- Verteilung der Funktionswesten nach Schema
- Bereitstellung des erforderlichen Materials
- Alarmierung zusätzlichen Personals über Alarmserver

7 Schritt 7: Sonderlagen

Führungskonzept MANV Krankenhaus Phase 1 (Anwesenheit im Haus)

Abschnittsleitung ROT	Tel.	Anwesend?	Nein? → Vertretung:
Arzt Chirurgie		Ja Nein	
Arzt Anästhesie		Ja Nein	
Pflegekraft ZNA		Ja Nein	

Operative Einsatzleitung → opEL	Tel.	Anwesend?	Nein? → Vertretung:
MedEL = Arzt Chirurgie/Anästhesie		Ja Nein	
Leitender Arzt ZNA		Ja Nein	
Arzt Dienst Anästhesie		Ja Nein	
Pflege Anästhesie		Ja Nein	
Pflege ZNA 1		Ja Nein	
Pflege ZNA 2		Ja Nein	
Techniker1		Ja Nein	

Sichtung +Sonografie → LArS			
Arzt Chirurgie		Ja Nein	
Pflegekraft ZNA		Ja Nein	

Abschnittsleitung GELB	Tel.	Anwesend?	Nein? → Vertretung:
Arzt		Ja Nein	
Pflegekraft		Ja Nein	

Abschnittsleitung GRÜN	Tel.	Anwesend?	Nein? → Vertretung:
Arzt		Ja Nein	
Pflegekraft		Ja Nein	

Blutbank/Labor	Da?		
Blutbank	J N		
Notfalllabor	J N		

Radiologie	Da?		
Arzt	J N		
MTRA	J N		

ZNA	Da?		
Arzt	J N		
Verlegen/vent. Patienten	J N		

OP	Da?		
OP-Manager	J N		

Intensivstationen	Da?		
Arzt	J N		

Bereichsleitung Haus	Da?		
Hausdienst	J N		

Abb. 7.4: Phase 1 blanco

7.2 Massenanfall von Verletzten (MANV)

- Aufbau und Besetzung eines Sichtungsbereiches
- Aufbau und Besetzung der Behandlungsbereiche rot, gelb und grün
- Einberufen der Krankenhauseinsatzleitung nach Rücksprache mit dem Geschäftsführer
- Versorgung von bereits eintreffenden Patienten
- Einstellen der planbaren Eingriffe

> Der MedEL benennt frühzeitig einen Assistenten und alarmiert den ZONK.

Sichtung

Bei einem MANV/MANE besteht aufgrund der großen Anzahl an gleichzeitig eintreffenden Patienten nicht mehr die Möglichkeit, alle Patienten gleichzeitig optimal medizinisch zu versorgen. Die medizinische Versorgung erfolgt in diesem Fall abgestuft nach der Dringlichkeit der Behandlung. Daher wird der Schweregrad einer Verletzung/Erkrankung sowie die Dringlichkeit der medizinischen Versorgung bei jedem Patienten sofort nach seiner Ankunft im Krankenhaus beurteilt (Sichtung). Bei der Auswahl eines klinischen Sichtungsalgorithmus sollten folgende Punkte beachtet werden:

- Eindeutige Festlegung auf eine der Sichtungskategorien
- Beschreibung der jeweiligen Sichtungskategorien
- Leicht erlernbar durch übersichtliche Struktur
- Bei jedem eintreffenden Patienten unabhängig vom Alter anwendbar
- Strukturiertes Vorgehen nach dem (C) ABC-Schema (Airway, Breathing, Circulation)
- Farbgebung rot, gelb, grün je nach Sichtungskategorie
- Geringer Zeitaufwand

Das Vorgehen nach dem ABC-Schema gilt als Standard bei der Versorgung Verletzter und wird in verschiedenen Kursen (Akademie der Unfallchirurgie 2025), wie z. B. ATLS (Advanced Trauma Life Support) und ALS (Advanced Life Support), als weltweites Ausbildungskonzept gelehrt. Es wurde in den 1970er-Jahren vom American College of Surgeons entwickelt und hat sich im klinischen Alltag durchgesetzt.

Das Vorgehen nach den ATLS-Kriterien macht auch in der klinischen Sichtung beim MANV Sinn. Allerdings wird dem Schema in Klammern ein weiteres C vorangestellt, was bei der Sichtung die sofortige Behandlung von sichtbaren Blutungen an den Extremitäten durch die Anlage eines Tourniquets (▶ Abb. 7.1) bedeutet. Weitere Behandlungen erfolgen am Sichtungsplatz nicht!

> Am Sichtungsplatz wird nicht behandelt! Eine Ausnahme stellt die Anlage eines Tourniquets bei Blutungen dar.

Es werden ALLE Patienten nach einem klinischen Sichtungsalgorithmus, z. B. angelehnt an den Berliner Sichtungsalgorithmus (▶ Abb. 7.5; Kleber und Solarek 2019), gesichtet. Das Vorgehen nach einem fünfstufigen System (z. B. Manchester-Triagesystem) entfällt bei MANV!

> Ziel der Sichtung ist es:
>
> - Bei eingeschränkten Ressourcen
> - in kurzer Zeit
> - mit geringem Aufwand
> - die richtige Einschätzung der Verletzungen zu treffen.

Aus den Erkenntnissen nach Terroranschlägen (»second hit«) wird empfohlen, die Sichtung nicht in, sondern **vor** der Notaufnahme durchzuführen, z. B. in der Einfahrtshalle für den Rettungsdienst. Ein Stromanschluss sowie ein Netzwerkanschluss für die digitale administrative Aufnahme werden eingerichtet. Ebenso befindet sich in der Halle ein Warmwasseranschluss für die ggf. erforderliche Dekontamination von Patienten.

> Die Sichtung der eintreffenden Patienten erfolgt vor der Zentralen Notaufnahme.

Die für die Sichtung erforderlichen Materialien werden in einem Rollwagen im Sichtungsbereich zur Verfügung gestellt. Verantwortlich für die Sichtung ist der leitende Arzt Sichtung (LArS). Auch vom Rettungsdienst vorgesichtete Patienten werden bei Ankunft im Krankenhaus grundsätzlich erneut gesichtet. Dabei wird das Sichtungsergebnis des Rettungsdienstes überprüft. Sichtung findet häufig unter großem Zeitdruck statt und sollte in 2–3 Minuten (inkl. FAST – Focused Assessment with Sonography for Trauma) abgeschlossen sein.

> Jeder Patient wird bei Eintreffen gesichtet, unabhängig von der Vorsichtung.

Bei Bedarf erfolgt eine orientierende Sonografie von Thorax und Abdomen (FAST). Wichtigstes Ziel ist die schnelle Identifikation von akut vital gefährdeten (»roten«) Patienten. Eine medizinische Versorgung im Sichtungsbereich ist grundsätzlich zu unterlassen. Eine Ausnahme stellt die Anlage eines Tourniquets bei spritzender Blutung aus einer Extremität oder die rasche Beseitigung der verlegten oberen Atemwege dar.

Abbildung 7.6 zeigt einen Sonografiebogen mit den 5 Schnitten, die in kurzer Zeit zu erfassen sind (▶ Abb. 7.6).

Analog zu den Sichtungskategorien (rot/gelb/grün) werden auf Anweisung des MedEL folgende Behandlungsbereiche eingerichtet:

7.2 Massenanfall von Verletzten (MANV)

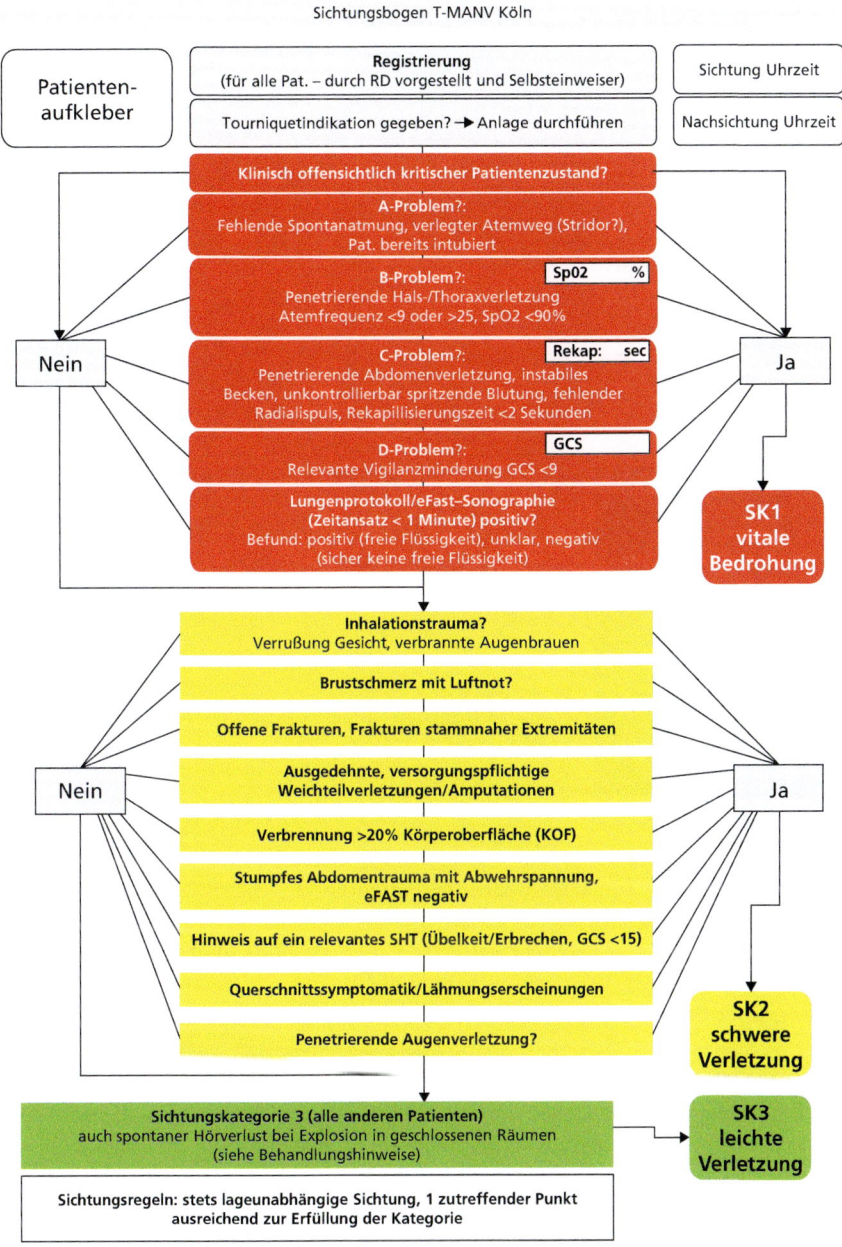

Abb. 7.5: Beispiel eines klinischen Sichtungsalgorithmus

7 Schritt 7: Sonderlagen

Patientenetikett
Name
Vorname
Geb. Datum

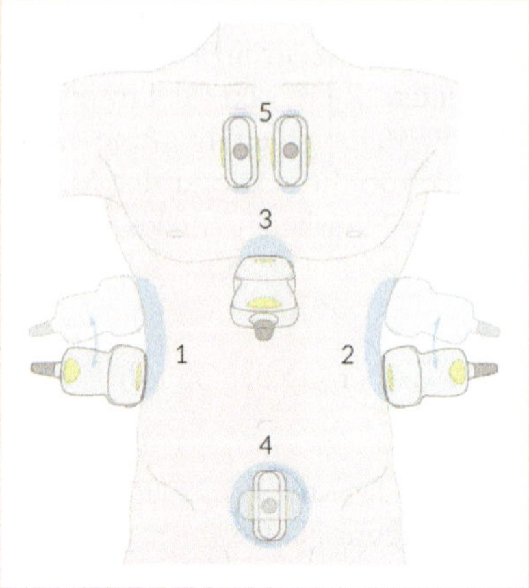

Areal	Positiv	Negativ	Anmerkung
1. Oberer rechter Quadrant/ Morison-Pouch			
2. Oberer linker Quadrant/ Koller-Pouch			
3. Herz			
4. Becken			
5. Lunge			

Abb. 7.6: Sonografiebogen

- I [roter Bereich] für vital bedrohte Patienten mit i.d.R. sofortiger Versorgungsdringlichkeit
- II [gelber Bereich] für schwer verletzte Patienten ohne akute Vitalgefährdung mit aufgeschobener Versorgungsdringlichkeit
- III [grüner Bereich] für leicht verletzte sowie psychisch traumatisierte Patienten

Die dementsprechende Raumzuordnung und deren Behandlungskapazität ist im KAEP festgelegt. Je nach Größe der Zentralen Notaufnahme werden die grün und ggf. gelb triagierten Patienten in Räumen außerhalb der ZNA untergebracht. Es eignen sich z.B. Aufwachräume oder ähnliche Funktionsräume, die mit Monitoren ausgestattet sind für die gelb triagierten Patienten, und Sprechstundenräume für die grün triagierten Räume.

Blauer Bereich

In der Präklinik ist der blaue Bereich für die Kategorie »abwartende Behandlung« vorgesehen. Zunächst werden die eintreffenden Patienten jedoch nur den Kategorien rot, gelb, grün zugewiesen. Die Einteilung in den blauen Bereich erfolgt erst nach einer klinischen Reevaluation (Ergebnis der Sichtungskonferenz des BBK aus dem Jahr 2019: »*Die innerklinische Vergabe der Sichtungskategorie IV = blau setzt weitreichende Kenntnisse über die aktuell vorhandenen Ressourcen und die Lageentwicklung voraus und ergibt sich aus der klinischen Re-Evaluation der Sichtung in den Behandlungsbereichen*« (BBK 2019).

Die Mitarbeiter des Rettungsdienstes erhalten Laufkarten zur Orientierung innerhalb des Krankenhauses. Im Vorfeld können auch Fußbodenmarkierungen oder Schilder an den Wänden angebracht werden. Die Schilder können sich z. B. hinter Bildern befinden, die im Bedarfsfall umgedreht werden.

> Bereiten Sie Laufkarten für das Rettungsdienstpersonal vor, damit sie zügig die Behandlungsbereiche finden.

Funktionswesten

An den Funktionswesten sind die jeweiligen Funktionen zu erkennen. Es existieren keine bundeseinheitlichen Empfehlungen bzw. Vorschriften der Farbgebung. Stimmen Sie die Farbgebungen mit Ihrem ortsansässigen Rettungsdienst ab, damit die Funktionen auch für externe Institutionen erkennbar sind. In Abbildung 7.7 finden Sie einen Vorschlag der Farbgebung der Funktionswesten (▶ Abb. 7.7).

Administrative Aufnahme

Im Rahmen der Sichtung erfolgt die Registrierung der Patienten auf einem Registrierungsformular. Jeder Patient erhält eine Dokumentationsmappe, in welcher sich u. a. eine »Triagekarte«, ein »Triage-/Dokubogen«, ein Identifikationsarmband und Adressaufkleber mit einer MANV-Nr. befinden. Der Patient ist möglichst mit seinen Personalien durch eine Dokumentationskraft ins KIS einzupflegen. Oft ist hierzu wenig Zeit, da die administrative Aufnahme viel Zeit in Anspruch nimmt. Oder der Patient kann aufgrund seiner Verletzung/Erkrankung keine Angaben über seine Person machen.

Auf der anderen Seite können ohne Eingabe der Personalien und Vergabe einer Krankenhausnummer keine Anmeldungen in Subsystemen wie z. B. PACS in der Radiologie erfolgen. Daher empfiehlt es sich, im KIS für den MANV-Fall anonymisierte »MANV-Dummies« anzulegen und diese für alle ankommenden Patienten zu nutzen. Entsprechende Adressaufkleber werden dann noch im Rahmen der Sichtung ausgedruckt. Jeder Patient bekommt zusätzlich eine MANV-Nr. Das Triage-Ergebnis wird in der »Triage-Karte« zusammen mit den Verdachtsdiagnosen und dem weiteren Transportziel innerhalb der Klinik eingetragen. Außerdem erhält der Patient ein Identifikationsarmband mit seinen Personalien bzw. mit einer MANV-Nummer (wenn die Erhebung der Personalien nicht möglich ist). Die vom Rettungsdienst verwendeten Verletztenanhängetaschen bleiben beim Patienten. Die ID-Nr. des Rettungsdienstes – z. B. x 1234 – wird gemeinsam mit dem Auf-

7 Schritt 7: Sonderlagen

Farbe	Aufdruck	Träger
Gelb	Stabsleitung	Geschäftsführer
Gelb	Sachgebiet S1	AL (Abschnittsleiter) Personal
Gelb	Sachgebiet S2	Wird vom KEL benannt
Gelb	Sachgebiet S3	Klinischer Direktor oder Leiter KAEP
Gelb	Sachgebiet S4	AL Einkauf u. Logistik, Leiter Apotheke
Gelb	Sachgebiet S5	AL Öffentlichkeitsarbeit
Gelb	Sachgebiet S6	AL ITK
Gelb	Leiter KAEP	Leiter KAEP
Gelb	FB (Fachberater) Hygiene	Durch Leiter Hygiene benannt
Gelb	FB Brandschutz	Brandschutzbeauftragter
Gelb	FB Gefahrgut	Gefahrgutbeauftragter
Gelb	FB Medizinische Geräte	Leiter Medizinproduktebeauftragter
Gelb	FB Apotheke	Durch Leiter Apotheke beannt
Gelb	FB Arbeitssicherheit	Mitarbeiter der Arbeitssicherheit
Gelb	FB Technik	Immobilienservice, Gruppenleiter Technik
Gelb	FB Sonstiges	Wird benannt
Grün	Öffentlichkeitsarbeit	Mitarbeiter der Öffentlichkeitsarbeit
Violett	Krankenhausseelsorge	Krankenhausseelsorge
Violett	Abschnittsleiter Rot	Arzt
Weiß	Abschnittsleiter Gelb	Arzt
Weiß	Abschnittsleiter Grün	Arzt
Weiß	Abschnittsleiter Intensiv	Arzt
Blau	Arzt Sichtung	Arzt
Blau	Pflege Sichtung	Pflegepersonal
Blau	Sonografie	Arzt
Rot	Zentrale Notaufnahme	Mitarbeiter der zentralen Notaufnahme
Grau	Einsatzhelfer	Freiwillige Mitarbeiter
Orange	Leitender Arzt Sichtung (LARS)	Arzt
Gelb	Medizinischer Einsatzleiter (MedEL)	Arzt
Gelb	Zentraler operativer Notfallkoordinator (Zonk)	Arzt
Orange	Leitender Arzt ZNA	Arzt
Orange	Intensivkoordinator	Wird noch benannt
Orange	Einsatzleiter Pflege ZNA	Pflegeleitung ZNA
Orange	Abschnittsleiter Pflegedienst (PDL)	Pflegedienstleitung
Orange	Leiter Verkehrslenkung	Benannt durch Leiter KAEP
Orange	Sammelplatzkoordnator	Wird durch MedEL bestimmt
Orange	Treffpunktkoordinator	Wird durch MedEL bestimmt
Orange	AL (Abschnittsleiter) OP	OP-Management
Orange	AL Hygiene	Leiter Hygiene
Orange	AL Apotheke	Leiter Apotheke
Orange	AL Technik	Leiter Technik

Abb. 7.7: Vorschlag einer Farbgebung der Funktionswesten

kleber des Krankenhauses (Aufnahmenummer) in dem im Sichtungswagen bereitgestellten Ordner eingeheftet.

Das »Matchen« der Rettungsdienstnummer mit der Krankenhausnummer ist wichtig, damit es nicht zu Verwechselungen kommt. Idealerweise wird ein Foto des Patienten angefertigt und der Akte beigefügt. Dieses Vorgehen ist allerdings aufgrund der Datenschutzgrundsätze nicht unumstritten und bisher rechtlich nicht geklärt.

7.2.3 Definitivversorgung und Stabilisierung (Phase 2)

Phase 2 (Konstitutionierungsphase): Definitivversorgung und Stabilisierung

Nach der Chaosphase (Phase 1) findet in Phase 2 die Definitivversorgung der Patienten statt (▶ Abb. 7.8).

In Phase 2 sind die Rufdienste zur Verstärkung der Behandlung der Patienten eingetroffen und unterstützen die Mitarbeiter in den Anwesenheitsdiensten. Der MedEL aktualisiert die Namen und Telefonnummern der zuständigen Mitarbeiter auf dem vorbereiteten Ausdruck »Phase 2«. Die jeweiligen Verantwortungsbereiche sind Abbildung 7.9 zu entnehmen (▶ Abb. 7.9).

Die Führungskräfte ergreifen folgende Maßnahmen:

- Die opEL sowie der Sichtungsbereich und die Behandlungsbereiche rot, gelb und grün sind vollständig funktionsfähig.
- Die Einsatzleitung vor Ort übernehmen MedEL organisatorisch und ZONK medizinisch.
- MedEL: Diese Funktion wird von einem Oberarzt (OA) der Klinik für z.B. Anästhesie übernommen.
- Der MedEL stimmt sich mit dem Leitenden Arzt der Intensivstation ab.
- ZONK: Diese Funktion wird vom diensthabenden OA z.B. der (Unfall-)Chirurgischen Klinik übernommen.
- Der ZONK nimmt Kontakt auf zum Op-Manager, der Op-Pflege und dem anästhesiologischen Dienst.
- MedEL, ZONK und LArS stimmen sich regelmäßig ab.
- LArS: Diese Funktion wird vom MedEL je nach Verfügbarkeit erfahrener Ärzte bestimmt.
- Der MedEL benennt die Abschnittsleiter der Sichtung- und Behandlungsbereiche (weiße Westen). Die sonstige notwendige Infrastruktur ist personell und ggf. materiell aufgestockt. Die eintreffenden Patienten werden entsprechend versorgt.
- Der Treffpunktkoordinator ist ein erfahrener Mitarbeiter und wird bei der Alarmierung weiteren Personals vom MedEL benannt.
- Der MedEL informiert den Geschäftsführer. Beide legen fest, ob die KEL einberufen wird. Die Kommunikation mit der KEL (S3-Funktion) erfolgt aus-

7 Schritt 7: Sonderlagen

Führungskonzept MANV Krankenhaus Phase 2 (Rufdienste)

Krankenhauseinsatzleitung (KEL) S1–S6 Funktionen

Zentraler operativer Notfallkoordinator (ZONK)	Medizinischer Einsatzleiter (MedEL)	Leitender Arzt Sichtung (LArS)	Sonografie
Facharzt/Oberarzt Chirurgie	Facharzt/Oberarzt Anästhesie	Arzt Chirurgie	Arzt Radiologie

Abschnittsleitung ROT	**Abschnittsleitung GELB**	**Abschnittsleitung GRÜN**	Treffpunktkoordinator	Abschnittsleiter Personal
Arzt (Unfall-/Chirurgie)	Arzt	Arzt		
Arzt Anästhesie	Pflegekraft	Pflegekraft		
Pflegekraft ZNA				

Radiologie	ZNA	OP	IntensivOITS/SV
Arzt	1. Dienst	Arzt Anästhesie	Arzt
MTRA	Verlegen/Entlassen Patienten	Arzt Unfall-/Chirurgie	Übernimmt Leitung/Koordination aller Intensivstationen unterstützt durch
Rufdienst OA		Pflegekraft OP	
Rufdienst MTRA		Pflegekraft Anästhesie	

Blutbank/Notfalllabor
Blutbank
Notfalllabor

Abb. 7.8: Phase 2

7.2 Massenanfall von Verletzten (MANV)

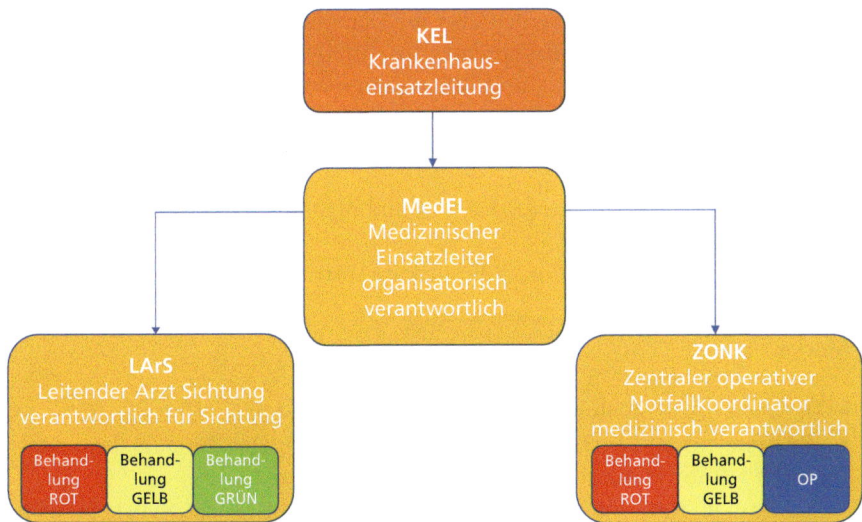

Abb. 7.9: Führungskräfte bei MANV

schließlich über den MedEL (siehe Schritt 6, ▶ Kap. 6). Dieser wird vom Führungsassistenten unterstützt.
- Der MedEL koordiniert die Alarmierung weiteren Personals.
- Auch an eine rechtzeitige Nachbestellung verbrauchten Einmalmaterials (Verbandmaterial, Gefäßkatheter, Immobilisationsmaterial etc.) ist zu denken. Die Organisation von materiellen Ressourcen obliegt der S4-Funktion der KEL. Diese sorgt auch für die Speisenversorgung der Mitarbeiter.

> An eine rechtzeitige Nachbestellung verbrauchten Einmalmaterials ist zu denken.

7.2.4 Spezialversorgung und Demobilisierung (Phase 3)

Phase 3 (Konstituierungsphase): Spezialversorgung und Demobilisierung

Falls über einen längeren Zeitraum eine über den Routinebetrieb hinausgehende Versorgung mit Material notwendig ist, wird über das Sachgebiet S4 der KEL ein längerer Einsatz organisiert (temporärer Ersatzdienstplan, Akquirierung von zusätzlichem Sterilgut aus anderen Krankenhäusern etc.). Ist abzusehen, dass weitere Patienten nicht mehr zu erwarten sind, wird die Zahl der zusätzlichen Arbeitskräfte in Abhängigkeit von der Versorgungslage reduziert. Bisher aufgeschobene Behandlungen werden nun durchgeführt. Die Klinik wird allmählich in den Normalbetrieb zurückgeführt:

7 Schritt 7: Sonderlagen

- Die betroffenen Bereiche werden über die Demobilisierung informiert.
- Die Dokumentation (z. B. Patientenregistrierung) wird vervollständigt.
- Der Rückbau von Sichtungs- und Behandlungsbereichen wird organisiert.
- Notwendige Aufräum- und Reinigungsarbeiten werden organisiert.
- Es erfolgt eine Abschlussbesprechung.
- Die KEL wird aufgelöst.
- Der Leiter KAEP wertet die Abläufe aus und organisiert eine zeitnahe Nachbesprechung.
- Verbrauchtes Material wird nach Bestückungslisten erneuert.

> **Merke**
>
> - Der Zustrom der Selbsteinweiser ist nicht kalkulierbar
> - Errichten Sie ein Lager KAEP in der Nähe der Zentralen Notaufnahme und stellen Sie die erforderlichen Materialien zur Verfügung
> - Schaffen Sie Tourniquets zur Blutstillung an und deponieren Sie sie an einer schnell erreichbaren Stelle in der Zentralen Notaufnahme
> - Legen Sie die Alarmstufen fest
> - Stellen Sie die Alarmierung der Mitarbeiter im Dienst und außerhalb der Dienstzeit sicher
> - Legen Sie folgende Bereiche fest: Sichtung mit Sonografie-Stützpunkt vor der Zentralen Notaufnahme, Bereiche für rot, gelb und grün triagierte Patienten
> - Die Bereiche gelb und grün können sich außerhalb (jedoch in der Nähe) der Zentralen Notaufnahme befinden
> - Stimmen Sie sich mit den Fachkliniken bzgl. des Sichtungsalgorithmus ab
> - Definieren Sie die Wartezone für Angehörige
> - Richten Sie die Funktion »Leitender Arzt Sichtung (LArS)« ein
> - Beschaffen Sie Funktionswesten für die jeweiligen Funktionen und stimmen Sie diese mit dem ortsansässigen Rettungsdienst bzw. der Feuerwehr ab
> - Legen Sie in Ihrem Krankenhausinformationssystem 50–100 Patienten mit Aufnahmenummern für den MANV an (»MANV-Dummies«)

Reflexionsfragen in Form von Checklisten finden Sie zu allen Schritten zum Download im elektronischen Zusatzmaterial (▶ Kap. 12 Übersicht elektronisches Zusatzmaterial).

7.3 Brand/Rauchentwicklung/Gasaustritt

Jedes Krankenhaus verfügt über eine Brandschutzordnung (BO) Teil A, B, C, die vom Brandschutzbeauftragten erstellt wird. Sie kann im Intranet unter Arbeitssicherheit/Brandschutz nachgelesen bzw. heruntergeladen werden.

> Die Brandschutzordnung ist verbindlich!

Die Brandschutzordnung ist nicht Bestandteil des KAEP, kann jedoch an den KAEP angegliedert werden. Verantwortlich für den Inhalt der BO ist der Brandschutzbeauftragte, der von der Geschäftsführung bestellt wird.

- **Teil A** richtet sich an alle Personen, die sich augenblicklich im Krankenhaus aufhalten (Beschäftigte, Besucher, Lieferanten, Fremdfirmen). Als Aushang an übersichtlichen Stellen regelt der Teil A das **Verhalten im Brandfall** (▶ Abb. 7.10)
- **Teil B** ist verbindlich für alle Personen ohne besondere Brandschutzaufgaben, die sich nicht nur vorübergehend im Krankenhaus aufhalten (Beschäftigte, Fremdfirmen).
- **Teil C** ist für Beschäftigte relevant, die über die allgemeinen Pflichten hinaus besondere Brandschutzaufgaben wahrnehmen. Diese Personen erhalten Teil C zusätzlich.

Der Inhalt der Brandschutzordnung Teil B umfasst im Wesentlichen:

- **Brandverhütung,** wie z. B. Verbot von Kerzen und offenem Licht, Rauchverbot und Umgang mit medizinischen Gasen sowie elektrischen Geräten
- **Brand- und Rauchausbreitung,** wie z. B. Beschreibung von Brand- und Rauchschutztüren
- **Flucht- und Rettungswege,** wie Feuerwehrzufahrten, Aufstell- und Bewegungsflächen für die Feuerwehr
- **Melde- und Löscheinrichtungen,** wie Beschreibung von Feuerlöschern und Wandhydranten
- **Verhalten im Brandfall**
- **Brand melden:** Erklärung des Feuermelders, telefonische Meldung
- **Alarmsignale**
- **In Sicherheit bringen:** Allgemeine Hinweise inkl. bei starker Verrauchung keine Aufzüge benutzen
- **Löschversuch unternehmen**
- **Besondere Verhaltensregeln** wie Räumung und Evakuierung

7 Schritt 7: Sonderlagen

Brände verhüten

Feuer, offenes Licht und Rauchen verboten

Verhalten im Brandfall

Ruhe bewahren

Brand melden Druckknopfmelder betätigen
oder
Notruf **112**

 und

Telefonzentrale **xxx** anrufen

In Sicherheit bringen

Gefährdete Personen warnen

Hilflose mitnehmen

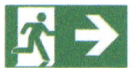 Türen zum Brandherd schließen

Gekennzeichneten Fluchtwegen folgen

Aufzüge nicht benutzen

Auf Anweisungen achten

Löschversuch unternehmen  Feuerlöscher benutzen

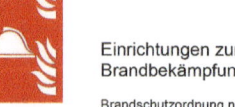 Wandhydranten benutzen

Einrichtungen zur Brandbekämpfung benutzen

Brandschutzbeauftragter

Stand:

Brandschutzordnung nach DIN 14096-1

Abb. 7.10: Brandschutzordnung Teil A

Die Brandschutzordnung Teil C umfasst grundsätzliche und spezielle Regeln für:

- Brandverhütung
- Meldung und Alarmierungsablauf
- Sicherheitsmaßnahmen für Personen, Umwelt und Sachwerte
- Löschmaßnahmen
- Vorbereitung für den Einsatz der Feuerwehr
- Nachsorge

Die Geschäftsführung ist für die Organisation eines wirkungsvollen Brandschutzes verantwortlich. Sie unterstützt daher alle Maßnahmen des Brandschutzbeauftragten und der Brandschutzhelfer, um einen Brandschaden zu verhindern, die Brandschutz- und Sicherheitseinrichtungen funktionsfähig zu erhalten und die Vorbereitung von Flucht- und Rettungsmaßnahmen sicherzustellen. Sie sorgt für eine qualifizierte Aus- und Fortbildung des Brandschutzbeauftragten und der Brandschutzhelfer, stellt die erforderliche Schutzausrüstung zur Verfügung. Der Brandschutzbeauftragte und alle Brandschutzhelfer sind verpflichtet, nach dieser Brandschutzordnung zu handeln; sie gilt als besondere Arbeits- und Dienstanweisung.

Der Leiter KAEP richtet gemeinsam mit dem Brandschutzbeauftragten einen Jour fixe in regelmäßigen Abständen ein, um an der Schnittstelle Brandschutz/KAEP bestimmte Themen wie beispielsweise die Erstellung des Konzepts Räumung/Evakuierung abzustimmen und Vorbereitungen zu Räumungsübungen zu treffen.

> Der Brandschutzbeauftragte und der Leiter KAEP stimmen sich in einem Jour fixe regelmäßig ab.

Weitere Themen ergeben sich im Laufe der gemeinsamen Zusammenarbeit, z. B. bei baulichen Veränderungen, Umzügen von Stationen, Umfunktionieren von Büros, Krankenzimmern etc.

Merke

- Die Erstellung der Brandschutzordnung Teil A, B, C ist Aufgabe des Brandschutzbeauftragten
- Der Brandschutzbeauftragte und der Leiter KAEP stimmen sich regelmäßig an der Schnittstelle ab
- Die Brandschutzordnung ist verbindlich
- Die Brandschutzunterweisung der Mitarbeiter erfolgt durch den Brandschutzbeauftragten

> Reflexionsfragen in Form von Checklisten finden Sie zu allen Schritten zum Download im elektronischen Zusatzmaterial (▶ Kap. 12 Übersicht elektronisches Zusatzmaterial).

7.4 Räumung/Evakuierung

Im allgemeinen Sprachgebrauch werden die Begriffe Räumung und Evakuierung (oftmals) fälschlicherweise synonym verwendet. Um eine Verwechslung auszuschließen, erfolgt im Folgenden eine Definition und Abgrenzung. Während die Räumung ein akutes Verlassen eines Bereiches oder des gesamten Krankenhauses bei Gefahr im Verzug beschreibt, bedeutet Evakuierung ein geplantes Verlassen des Gebäudes oder von Teilen dessen. Eine **Räumung** ist zeitkritisch und kann z. B. erfolgen nach:

- Brand
- Explosion
- Bombendrohung
- Amoklauf
- Drohendem Gebäudeeinsturz nach z. B. Erdbeben

Eine **Evakuierung** ist eine geplante und organisierte, nach festen Ablaufschemata durchzuführende Verlegung von Patienten und Mitarbeitern aus einem gefährdeten Bereich/Gebäude. Eine Evakuierung kann erfolgen z. B. nach:

- Bombenfund (bei Bauarbeiten)
- Aufgrabung einer verdächtigen Struktur bei Verdacht auf eine Fliegerbombe
- Ausfall von technischen Systemen der Kritischen Infrastruktur Krankenhaus

Darüber hinaus kann die Störung der Funktionalität eines Krankenhauses durch z. B. Unwetter oder drohenden Gebäudeeinsturz eine mehr oder weniger dringende Räumung oder Evakuierung zur Folge haben.

> Die Begriffe Räumung und Evakuierung sind im KAEP genau voneinander abzugrenzen.

Laut § 10 Arbeitsschutzgesetz besteht für Arbeitgeber die Verpflichtung, alle erforderlichen Maßnahmen zu planen, zu treffen und zu überwachen, die für eine Evakuierung der Beschäftigten und anderer anwesenden Personen wie Patienten und Besucher notwendig sind. Die Arbeitsstättenverordnung geht in § 4 Abs. 4 ebenfalls darauf ein, dass der Arbeitgeber Vorkehrungen treffen muss, die es Beschäftigen ermöglicht, sich bei Gefahr unverzüglich in Sicherheit zu bringen. Hierzu sind unter anderem Flucht- und Rettungspläne an geeigneten Stellen auszuhängen und regelmäßig zu beüben. Bei der Räumung und Evakuierung eines Krankenhauses haben wir es nicht nur mit Beschäftigten zu tun, sondern mit Patienten, Angehörigen und Fremdfirmen. Für die nicht gehfähigen Patienten und Besucher müssen geeignete Evakuierungspläne für die einzelnen Bereiche erstellt und an gut sichtbaren Stellen angebracht werden.

7.4.1 Vorbereitung

Da es sich bei der **Räumung** um Gefahr im Verzug handelt, bleibt keine Zeit zur Vorbereitung. Im Brandfall wird in den nächsten Brandabschnitt horizontal geräumt. Wo sich dieser befindet, ist auf den jeweiligen Flucht- und Rettungsplänen vermerkt. Die Flucht- und Rettungspläne werden gut sichtbar auf den Stationsfluren, am ehesten vor den Treppenräumen angebracht (▶ Abb. 7.11). Sie enthalten im Wesentlichen folgende Aspekte:

- Gebäudegrundriss
- Verlauf der Fluchtwege
- Lage der Erste-Hilfe-Einrichtungen
- Lage der Brandschutzeinrichtungen
- Lage der Sammelstellen
- Standort des Betrachters

Die Vorgehensweise der Räumung bei einem Brand ist Bestandteil der Brandschutzordnung. In der Regel werden nicht gehfähige Patienten im Krankenbett liegend in den nächsten Brandschutzabschnitt verlegt. Erst auf Aufforderung der Feuerwehr wird vertikal geräumt. Als Hilfsmittel zur Räumung vertikal dienen Evakuierungsmatratzen (▶ Abb. 7.12), Evakuierungsstühle oder Rettungstücher. Sie sind in ausreichender Anzahl für die Patienten vorzuhalten. Rettungstücher werden zur Vorbereitung unter jede Bettmatratze gelegt. Ausgenommen hiervon sind geschützte Stationen der Kliniken für Psychiatrie (wegen der Strangulationsgefahr bei möglicher Suizidalität).

> Verwenden Sie Evakuierungshilfsmittel für die vertikale Räumung/Evakuierung.

7 Schritt 7: Sonderlagen

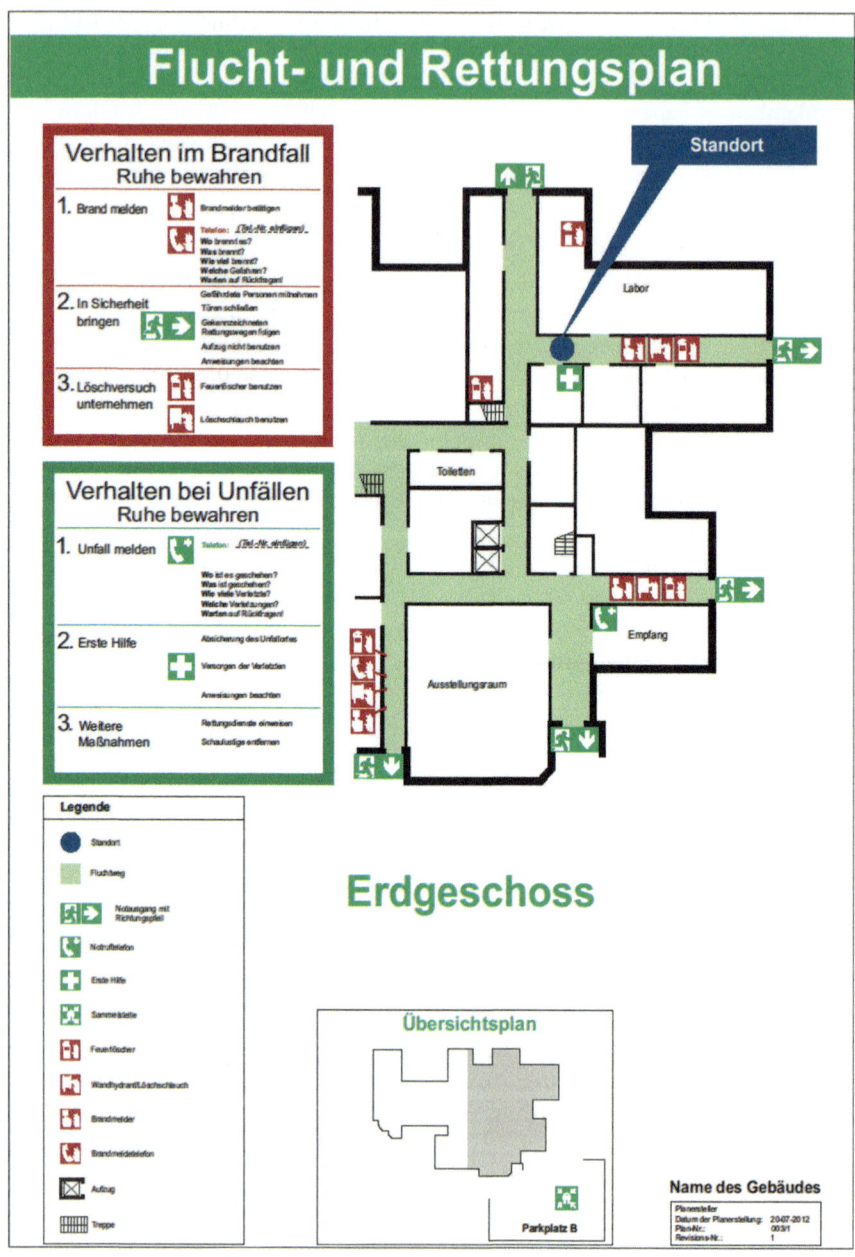

Abb. 7.11: Flucht- und Rettungsplan (Muster)

7.4 Räumung/Evakuierung

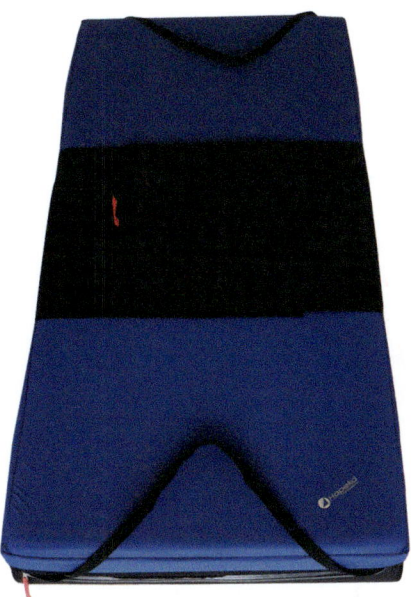

Abb. 7.12: Evakuierungsmatratze der Fa. Hapeka (mit freundlicher Empfehlung der Fa. Hapeka, www.hapeka-pflegekonzepte.com)

Das Personal wird jährlich geschult, verantwortlich ist der Brandschutzbeauftragte. Dieser kann vom Leiter KAEP unterstützt werden. Für die Evakuierung bleibt in der Regel Zeit zur Vorbereitung. Im KAEP ist die Evakuierung beschrieben. Evakuierungslisten werden den Stationen zur Verfügung gestellt. Jeder Patient bekommt eine Evakuierungskarte (▶ Abb. 7.13, ▶ Abb. 7.14), ggf. durch zuvor festgelegte Farbkodierung, mit Angabe des Namens, Vornamens, Geburtsdatums, der Station und des Zielorts. Bei infektiösen Patienten ist die Isolationspflicht angegeben. Die Patientenakte ist den Patienten mitzugeben.

Die Evakuierungskarten können als Anhängekarten in verschiedenen Farben den Patienten mitgegeben werden:

- Rot für Intensivpatienten
- Gelb für überwachungspflichtige Patienten
- Grün für Patienten in den Normalstationen

Zusätzlich wird von jeder Station eine Stationsliste angefertigt (▶ Abb. 7.15). In die Stationsliste werden neben dem Aufkleber des Patienten bzw. dem Namen, Vornamen und Geburtsdatum des Patienten nummerierte Merkmale eingetragen wie Angaben zur Gehfähigkeit, Isolationspflicht u. a. Ist ein Patientenzimmer geräumt, kann ein Türschild angebracht werden (▶ Abb. 7.16).

7 Schritt 7: Sonderlagen

EVAKUIERUNGSKARTE

Krankenhaus N.N. _____

Patientendaten I *patient data*
NACHNAME I surname _____
VORNAME I first name _____
GEB: DATUM I birth date __ . __ . ____

STATION I station _____
FACHBEREICH I department
RAUM I room number (optional)
Hauptdiagnose
Isolationspflichtig   Ja ☐   Nein ☐
Gehfähig ☐   Sitzend ☐   Liegend ☐
Sauerstoffpflichtig   Ja ☐   Nein ☐
Sonstiges _____

ZIELKLINIK I hospital _____
FAHRZEUGNUMMER I vehicle number _____
TRANSPORT I mobility _____
VERLEGUNGSUHRZEIT I transfer time _____

Abb. 7.13: Evakuierungskarte

Die Aufzugssteuerung und Reihenfolge der Evakuierung der Station (empfohlen von oben nach unten) sind im KAEP beschrieben. Hierbei sind die Transportdienste oder Evakuierungshelfer mit in die Planung eingebunden.

> Die Evakuierung im Krankenhaus erfolgt am besten:
> - von oben nach unten
> - stationsweise im Block
> - durch gezielte Aufzugssteuerung

7.4 Räumung/Evakuierung

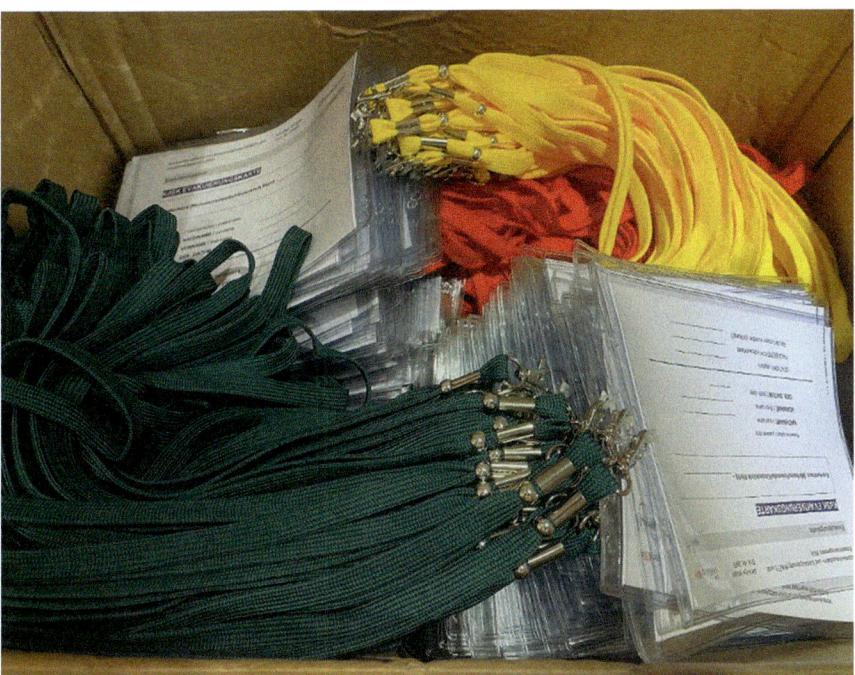

Abb. 7.14: Evakuierungskarten als Anhängekarten in verschiedenen Farben

Die Patienten werden am Ausgang (meist in der Liegendanfahrt) registriert und dem Rettungsdienst übergeben. Im Vorfeld sind An- und Abfahrtswege mit dem Rettungsdienst besprochen worden. Eine Besonderheit stellt die Evakuierung von Intensivpatienten dar. Sie erfordert umsichtiges Handeln und wird unter ärztlicher Aufsicht sowie Begleitung durchgeführt. Hierbei ist besonders darauf zu achten, dass je nach der landesgesetzlichen Regelung der begleitende Arzt über das Zertifikat »Intensivtransport« verfügt, da die Begleitung in einem Intensivmobil bzw. Rettungswagen unter der Hoheit des ortsansässigen Rettungsdienstes erfolgt.

Besonderheit Verdacht auf eine Fliegerbombe

In vielen deutschen Städten befinden sich durch die Bombardierung im 2. Weltkrieg Fliegerbomben in unterschiedlicher Tiefe in der Erde. Zum Teil sind sie beim Aufprall nicht explodiert und stellen weiterhin eine Gefahr dar. Die Alliierten haben den Städten und Gemeinden Luftaufnahmen mit Verdachtspunkten zur Verfügung gestellt. Auf diesen Aufnahmen sind zwar die Verdachtspunkte erkennbar, jedoch erfordert es eine Sondierung in ca. 6 Meter Abstand in alle Richtungen, um Signale einer metallischen Struktur wahrzunehmen. Die Sondierungen sind vor geplanten Neubauten unerlässlich und stellen die Voraussetzung für die Baugenehmigung durch die Baubehörde dar.

7 Schritt 7: Sonderlagen

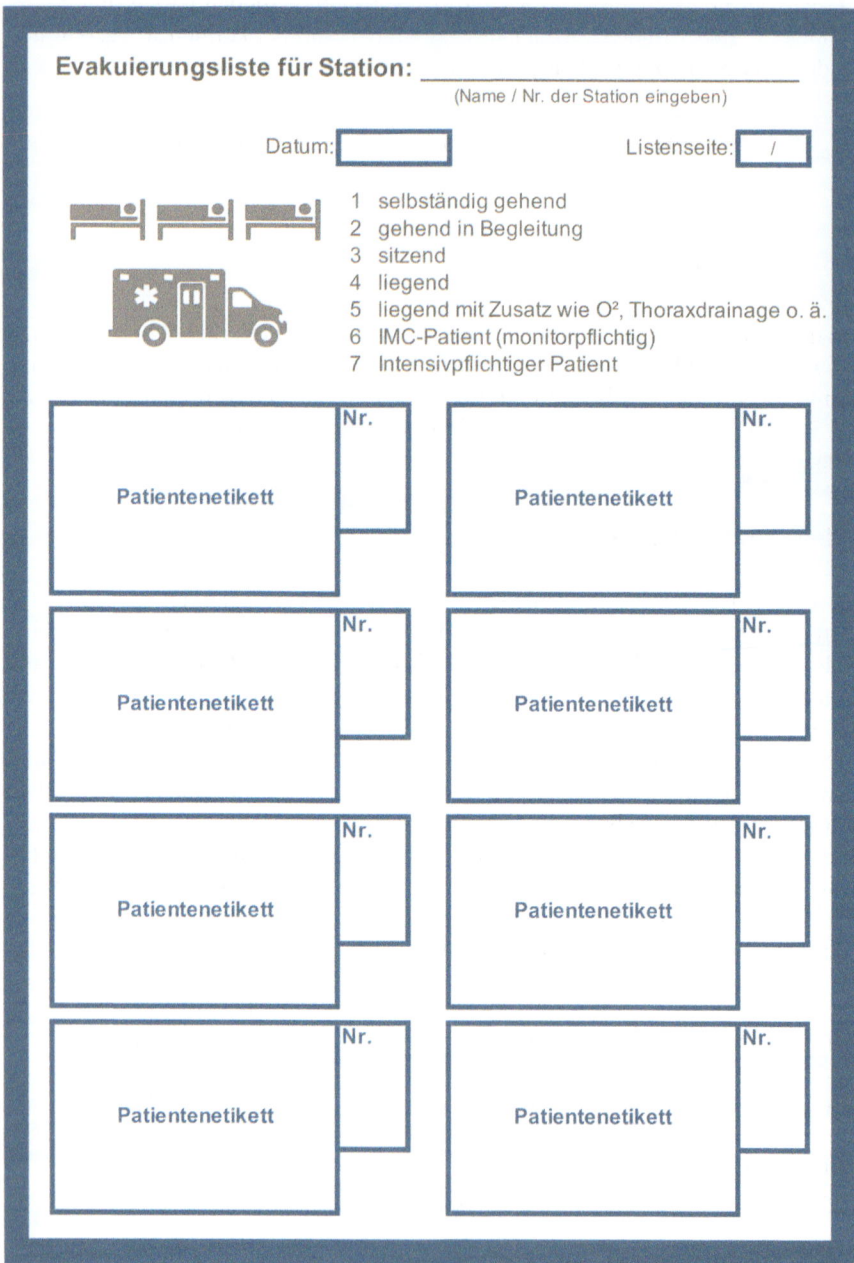

Abb. 7.15: Stationsliste bei einer Evakuierung

Erhärtet sich der Verdacht, muss durch eine Aufgrabung die verdächtige Struktur vom Kampfmittelbeseitigungsdienst (KBD) begutachtet werden. Handelt es sich um eine Fliegerbombe, die entschärft werden muss, entscheidet der KBD, in wel-

7.4 Räumung/Evakuierung

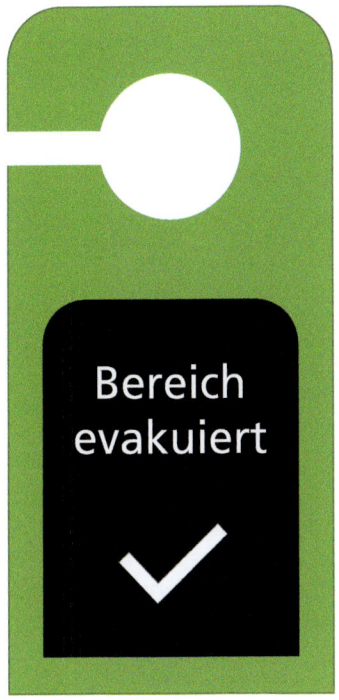

Abb. 7.16: Türschild

chem Radius eine Evakuierung der Bevölkerung und ggf. eines Krankenhauses erfolgen muss. Manchmal werden bei Baggerarbeiten Fliegerbomben gefunden. Auch hier entscheidet der KBD, ob Gefahr im Verzug ist (z. B. bei einem Säurezünder), d. h. sofort evakuiert werden muss, oder ob Evakuierungsmaßnahmen in den darauffolgenden Tagen in Ruhe erfolgen können.

> Krankenhäuser müssen sich bei Neubauten im Vorfeld auf verdächtige Strukturen einstellen.

Im Krankenhausalarm- und Einsatzplan sind die Vorbereitungen auf eine Evakuierung allgemein beschrieben. Handelt es sich um eine sofortige Räumung bei Gefahr im Verzug, tritt sofort die Krankenhauseinsatzleitung zusammen und regelt nach den zuvor beschriebenen Führungsstrukturen die Räumung. Steht genug Zeit zur Verfügung, kann die Vorplanung abgestuft und detailliert erfolgen. Gemeinsam mit dem Ordnungsamt und dem ortsansässigen Rettungsdienst sowie der Feuerwehr werden detaillierte Abstimmungen vorgenommen, bei denen ein Stufenkonzept der jeweiligen Evakuierungsradien erstellt wird. Tabelle 7.2 zeigt ein mögliches Stufenkonzept als Muster (▶ Tab. 7.2).

7 Schritt 7: Sonderlagen

Tab. 7.2: Stufenkonzept der jeweiligen Evakuierungsradien

Stufe 1	Stufe 2	Stufe 3
Kein Befund	Kleine Bombe	Große Bombe
Keine Maßnahmen erforderlich	Evakuierung 300 m Radius	Evakuierung 500 m und mehr
Mitteilung intern und an die Rettungsdienstleitstelle	Verschiebung intern nach Rücksprache mit KBD	Interne Evakuierung nicht mehr möglich
Geplante Eingriffe können erfolgen	Keine geplanten Eingriffe Abmeldung von der Notfallversorgung	Personal bereitstellen
Entwarnung	Verlegung der Patienten außerhalb des Krankenhauses	Personal aus dem Frei aktivieren

Weisungsbefugt in Bezug auf den Evakuierungsradius sind der Kampfmittelbeseitigungsdienst (KBD) und das jeweilige Ordnungsamt. Das Krankenhaus hat den Weisungen Folge zu leisten. Allerdings sind in Bezug auf die gesundheitliche Gefährdung der Patienten bei einer Evakuierung nach außen bzw. Verlegung in andere Krankenhäuser detaillierte Abstimmungen mit dem KBD vorzunehmen.

> Bei einem Fund einer Fliegerbombe entscheidet der KBD über die Höhe des Evakuierungsradius.

Alternativen zur Evakuierung können sein:

- Interne Verschiebungen der Patienten von den Fenstern in die innen liegenden Räume
- Interne Verschiebungen der Patienten in untere Geschosse
- Interne Verschiebungen der Patienten in Räume, die sich hinter einem anderen Gebäude befinden
- Anbringen von Schutzwänden vor den Fenstern
- Anbringen von Containern vor dem Gebäude

Bei den Vorplanungen sind u. a. folgende Bereiche im Krankenhaus mit einzubeziehen:

- Die gesamte Geschäftsleitung
- Die jeweiligen Chefärzte und deren Kliniken
- Der Pflegedienst
- Der Patientenservice
- Die Reinigung
- Der Empfang/die Telefonzentrale
- Die Zentrale Notaufnahme

- Die Funktionsbereiche wie Endoskopie/Labor/Radiologie
- Das OP-Management

Es empfiehlt sich, eine Task Force einzurichten, die regelmäßig tagt. Jede Sitzung wird in einem fortlaufenden Dokument protokolliert, sodass Abwesende sich über den Verlauf informieren können. Eine Evakuierung aufgrund eines Fliegerbombenfunds bedarf einer detaillierten Planung, in die alle betroffenen Kliniken und Abteilungen mit einbezogen werden müssen. Darüber hinaus sind Absprachen mit dem Rettungsdienst/der Feuerwehr sowie den benachbarten Krankenhäusern zu treffen.

> Die Vorbereitungen zur Evakuierung sowie die Evakuierung selbst ist Teamsache!

Merke

- Unterscheiden Sie die Begriffe Räumung/Evakuierung
- Beschaffen Sie Evakuierungshilfsmittel wie Evakuierungsmatratzen, Evakuierungsstühle usw.
- Bereiten Sie Evakuierungskarten, ggf. mit Farbgebung, vor
- Bereiten Sie für die Stationen Evakuierungslisten vor
- Stimmen Sie die Evakuierung z. B. bei Verdacht auf oder Fund einer Fliegerbombe mit dem Rettungsdienst/der Feuerwehr und benachbarten Krankenhäusern ab
- Richten Sie eine Task Force ein
- Evakuierung ist Teamsache!

Reflexionsfragen in Form von Checklisten finden Sie zu allen Schritten zum Download im elektronischen Zusatzmaterial (▶ Kap. 12 Übersicht elektronisches Zusatzmaterial).

7.5 Lebensbedrohliche Einsatzlage (LebEL) – polizeiliche Lage

Polizeiliche Lagen, seit neuestem Lebensbedrohliche Einsatzlagen (LebEL) genannt, treten ad hoc, d. h. akut, auf. Die Mitarbeiter im Krankenhaus sind bei Eintreten einer solchen Lage zunächst auf sich selbst gestellt. Folgende LebEL können auftreten:

7 Schritt 7: Sonderlagen

- Bedrohungslage
- Amoklauf
- Geiselnahme
- Bombendrohung
- Vermisster Erwachsener
- Vermisstes/entführtes Kind
- Sabotage
- Terroranschlag

Im Vorfeld sind dringend Absprachen mit der Polizei erforderlich, um das Krankenhauspersonal gezielt zu schulen und um im Bedarfsfall adäquat zu handeln. Hierbei kommt es besonders an auf:

- Den Selbstschutz
- Die Alarmierung intern im Krankenhaus und Art der Warnung (z.B. über ein Codewort)
- Die Verhaltensanweisungen an das Personal, die Patienten und Angehörige
- Die Fluchtwege

Die Meldung einer akuten LebEL erfolgt von den Mitarbeitern des Krankenhauses direkt über den Notruf 110. Damit die Polizei das Geschehen, den Ort und die Gefahr, die damit verbunden ist, direkt gezielt einordnen kann und dementsprechend Polizeieinsatzkräfte entsenden kann, ist eine strukturierte Meldung erforderlich. Diese Meldung ist allen Mitarbeitern bekannt:

- Wo ist etwas passiert?
- Wer meldet?
- Was ist passiert?
- Wie viele Betroffene?
- Warten auf Rückfragen

Die Polizei baut je nach Sonderlage ihre Strukturen gemäß der Allgemeinen Aufbauorganisation (AAO) auf und entsendet zunächst einen oder mehrere Streifenwagen zum Einsatzort.

> Für alle Lebensbedrohlichen Einsatzlagen gilt, dass die Polizei weisungsbefugt ist!

Dies gilt für das Personal, die Patienten und Angehörige vor Ort und auch für die Krankenhauseinsatzleitung. Hierzu gehört auch die Veröffentlichung von Pressemitteilungen, die nur gemeinsam mit der Polizei verfasst werden. Verantwortlich für den Einsatz ist der Dienstgruppenleiter der Polizei.

Bei LebEL wird die Krankenhauseinsatzleitung (KEL) frühzeitig einberufen, nicht zuletzt als direkter Ansprechpartner für die Polizei, die in die KEL einen Verbindungsbeamten entsendet. Der Einsatz wird von der Polizei nicht vor Ort, sondern »von hinten« im Polizeipräsidium geführt. Im KAEP sind gemeinsam mit der Abteilung Technik Schließkonzepte für das Krankenhaus zu erstellen. Besonders vulnerable Bereiche wie die Zentrale Notaufnahme und die Ambulanzen haben ein effizientes Schließkonzept.

> Erstellen Sie mit Hilfe der Abteilung Technik Schließkonzepte für das Krankenhaus.

Die Arbeitsgruppe KAEP sollte sich folgende Fragen stellen:

- Welche LebEL sind im KAEP aufgeführt?
- Wie funktioniert die strukturierte Meldung an die Polizei?
- Wer ist im Fall einer LebEL wem weisungsbefugt?
- Welche Punkte werden im Vorfeld mit der ortsansässigen Polizei besprochen und im KAEP aufgeführt?
- Wann wird die KEL einberufen?
- Wie gestaltet sich die Zusammenarbeit mit der Polizei?
- Wie werden Pressemitteilungen herausgegeben?
- Liegen Schließkonzepte für das gesamte Krankenhaus vor?
- Liegen Schließkonzepte für vulnerable Bereiche wie ZNA und Ambulanzen vor?

> Handlungsanweisung für die verschiedenen Sonderlagen finden Sie zum Download im elektronischen Zusatzmaterial (▶ Kap. 12 Übersicht elektronisches Zusatzmaterial) unter der URL:
>
> https://dl.kohlhammer.de/content/downloads/978-3-17-045148-3/Handlungsanweisungen_Sonderlagen.pdf

7.5.1 Bedrohungslage

Im Krankenhausalltag kann es u. U. durch negative Meldungen wie beispielsweise einem Todesfall eines Angehörigen oder der Diagnose einer Krebserkrankung zu einer starken, nicht geplanten emotionalen Reaktion eines Patienten oder eines Angehörigen kommen. Die betreffende Person befindet sich in einer psychischen Anspannungslage. Lange Wartezeiten in Notaufnahmen können ebenso zur Aggressivität der Patienten oder der Begleitpersonen führen.

Durch geeignete bauliche Maßnahmen, wie z. B. durch Spezialglas abgetrennte Anmeldebereiche, können die Mitarbeiter der Notaufnahme geschützt werden. Dennoch sind sie im Umgang mit den Patienten und Begleitpersonen zunehmender Aggressivität ausgesetzt. Für das Personal wird ein Deeskalationstraining empfohlen. Darüber hinaus ist der Einsatz von Security Personal vor den Notaufnahmen sinnvoll.

> Deeskalationstrainings sind den Mitarbeitern der Zentralen Notaufnahmen vom Arbeitgeber anzubieten.

7.5.2 Amoklauf/Terroranschlag

Ein Amoklauf/Terroranschlag im Krankenhaus stellt eine besondere Sonderlage dar. Unter einem Amoklauf versteht man einen psychischen Ausnahmezustand einer Person, die andere Personen willkürlich verletzen oder töten will, zuletzt auch meistens sich selbst. Ein Terroranschlag ist meist religiös oder politisch motiviert. Ein oder mehrere Täter dringen in das Krankenhaus ein und versuchen, so viele Menschen wie möglich zu verletzen bzw. zu töten. Hierbei nehmen sie den eigenen Tod billigend in Kauf oder suchen ihn sogar durch ihre Tat. Oft besteht keine Möglichkeit, Türen zu Dienstzimmern, Patientenzimmern oder Büros zu verschließen. Kommt es zu Tötungen oder Verletzungen von Patienten durch den Täter, kann das Personal keine Hilfe leisten, da es sich selbst in Sicherheit bringen muss.

> Jede Person, egal ob Patient, Mitarbeiter oder Besucher, muss sich bei einer Amoklage selbst in Sicherheit bringen.

Der Mitarbeiter, der den Notruf 110 absetzt, meldet über die strukturierte Abfrage hinaus Angaben über die Täterbeschreibung, Bewaffnung, Bewegung des Täters. Der gewählte Notruf sollte – soweit möglich – nicht beendet, sondern die Leitung aufrechterhalten bleiben, damit viele Informationen die Polizei erreichen. Hierzu zählt insbesondere, in welchen Teilen des Krankenhauses der Täter agiert und ob der Täter in andere Gebäude/Gebäudeteile wechseln kann. Im Vorfeld wird mit der Polizei das Vorgehen bei dieser Sonderlage besprochen und unter Anleitung der Polizei auch geschult und geübt. Für die Polizei sind die räumlichen Kenntnisse des Krankenhauses von erheblicher Wichtigkeit. Lage- und Fluchtpläne sowie Schließkonzepte werden der Polizei zur Verfügung gestellt. Hierbei sind die Kenntnisse über mögliche Tunnelverbindungen einzelner Gebäudeteile des Krankenhauses von großer Bedeutung für die Polizei.

7.5.3 Geiselnahme

Die ersten polizeilichen Maßnahmen treffen grundsätzlich die örtlich zuständigen Polizeibeamten. Bei Verdacht einer Geiselnahme werden Spezialkräfte hinzugezogen. Es gilt der Grundsatz: **Keine selbstständige Geiselbefreiung vornehmen.** Weitere Anweisungen sind:

- Räumlichkeiten nicht betreten (Gefahr, selbst als Geisel genommen zu werden)
- Keine Täterprovokation
- Keine selbständige Kontaktaufnahme vornehmen

- Grundsätzlich keine Waffen in die Hand nehmen, sondern falls möglich aus dem Zugriffsbereich entfernen (z. B. mit dem Fuß unter einen Schrank schieben)
- Eine Flucht aus dem Gebäude sollte nur die Ausnahme bilden

> Keine selbstständige Geiselbefreiung!

> **Bei einer Geiselnahme dienen die ersten polizeilichen Maßnahmen der Stabilisierung der Lage. Es gilt, die angespannte emotionale Stimmung des Täters zu besänftigen. Es sollen keine Kurzschlusshandlungen erfolgen.**

Charakteristisch für diese Phase ist die extrem hohe psychische Belastung der Täter. Dadurch sind sie in ihrer Handlungsfähigkeit eingeschränkt und ihre Aktionen sind nicht vorhersehbar. Auf keinen Fall darf das Krankenhauspersonal, die Krankenhauseinsatzleitung eingeschlossen, selbstständig versuchen, die Geiseln zu befreien oder Kontakt zum Täter/zu den Tätern aufzunehmen.

> Keine selbstständige Kontaktaufnahme zum Täter/zu den Tätern!

7.5.4 Bombendrohung

Eine Bombendrohung kann telefonisch, per E-Mail oder auch persönlich z. B. am Empfang eines Krankenhauses erfolgen. Wichtig für die Ermittlungen durch die Polizei ist eine möglichst detaillierte Täterbeschreibung. Bei einer telefonischen oder per E-Mail gesendeten Bombendrohung wird sofort der vorbereitete Bogen »Bombendrohung« ausgefüllt, in dem Fragen nach Akzent, Stimme, möglichem Alter des Anrufers und weitere Einzelheiten zu notieren sind. Dieser Bogen liegt in der Nähe des Telefons bereit. Die Mitarbeiter des Empfangs/der Telefonzentrale sind besonders geschult, die Drohanrufe entgegenzunehmen.

Bei einer persönlichen Bombendrohung ist trotz der angespannten Situation Ruhe zu bewahren. In allen Fällen ist die sofortige Meldung an die Polizei zu richten. Ein eigenständiges Handeln ist nicht zielführend und wird unterlassen. Die Polizei ordnet eine Räumung an, sollte Gefahr im Verzug vorliegen.

7.5.5 Vermisster Erwachsener

Ausgenommen von diesem Personenkreis sind Patienten, die gegen ärztlichen Rat das Krankenhaus verlassen. Oft werden erwachsene Patienten vermisst, z. B. bei demenziellen Erkrankungen. In der Regel wird der Pflegedienst sie im Krankenhaus auf anderen Stationen, in Fluren oder im Park wiederfinden. Bei erfolgloser Suche ist die Polizei unverzüglich zu informieren und die KEL einzuberufen.

Die KEL wird einen Suchtrupp organisieren, der systematisch die Räume des Krankenhauses absucht. Auch verschlossene Räume sind zu untersuchen. Wurde der Patient im Krankenhaus angetroffen, wird die Polizei umgehend informiert, damit die Suche eingestellt werden kann.

7.5.6 Vermisstes/Entführtes Kind

Ausgeschlossen von dieser Handlungsanweisung sind Kinder, die gegen ärztlichen Rat von den Erziehungsberechtigten aus der Behandlung mitgenommen werden (falls keine Gefährdung des Kindes besteht). Zur Gewährleistung der persönlichen Sicherheit gilt ein Kind erst als »vermisster Patient«, wenn die Kontaktaufnahme mit Angehörigen die Sachlage »vermisst« bestätigt.

Ein Sonderfall stellt ein entführtes Kind dar. Hier ist Gefahr im Verzug und die Einsatzleitung liegt bei der Polizei. Die Krankenhauseinsatzleitung wird einberufen und dient als Ansprechpartner für die Polizei. Die Krankenhausmitarbeiter, die das betreffende Kind behandelt und betreut haben, stehen für Rückfragen der Polizei zur Verfügung. In allen Fällen ist die Polizei frühzeitig zu informieren.

7.5.7 Sabotage inkl. Cyberangriff

Sabotage im Krankenhaus kann sich auf technische Bereiche (Strom- und Wasser und Gasversorgung), IT-Bereiche oder auch auf die Störung der Essensversorgung erstrecken. Motive für Sabotageakte sind:

- Rachsucht
- Psychische Störungen
- Politisch-ideologische Motivation
- Kriminelles Delikt (Lösegelderpressung)
- Wirtschaftliche Interessen
- Schädigung durch konkurrierende Unternehmen (Wirtschaftssabotage)

Sabotage stellt einen erheblichen Eingriff in den Krankenhausalltag dar. Im KAEP wird der Meldeweg beschrieben. Je nach Art der Sabotage sind Vorbereitungen zu treffen.

- Frühzeitig sind die KEL einzuberufen und die Polizei/das Bundeskriminalamt zu informieren.
- **Cyberangriff:**
    - Bei einem Cyberangriff kann in der Regel das Krankenhausinformationssystem nicht genutzt werden.
    - Die PCs werden heruntergefahren und dürfen erst nach Freigabe durch die Polizei und die IT-Abteilung genutzt werden.
    - Ersatzdokumente zum Anmelden von Untersuchungen wie z. B. Röntgen und Labor stehen auf den Stationen zur Verfügung.
    - Die Patientendaten stehen offline zur Verfügung.

- **Sabotage:**
  - Bei Ausfall technischer Systeme wie Heizung, Gasversorgung Zusammenarbeit mit der Abteilung Technik
  - Bei Trinkwasserverunreinigung/Essenskontamination sofortiges Ausfallkonzept aktivieren

7.5.8 Fazit

Bei allen lebensbedrohlichen Einsatzlagen (LebEL) ist frühzeitig die Polizei zu informieren. Zeitgleich wird die Geschäftsführung informiert und diese entscheidet, ob die Krankenhauseinsatzleitung einberufen wird.

> Bei allen LebEL ist frühzeitig die Polizei zu informieren.

Im letzteren Fall treffen sich die Mitglieder der Geschäftsführung nicht am Ort des Geschehens, das ohnehin von der Polizei weitläufig abgesperrt wird, sondern an einem entlegenen Ort, den die AG KAEP für einen derartigen Einsatz zuvor festgelegt hat. Die Polizei wird einen Verbindungsbeamten in die Krankenhauseinsatzleitung entsenden. Auch die Kommunikation der KEL mit diesem wird in Abstimmungen im Vorfeld im KAEP festgelegt.

> Die AG KAEP legt im Vorfeld einen Ausweichort für die Krankenhauseinsatzleitung fest.

Dokumentation

Die ganze Sonderlage wird über das Führen des Einsatztagebuches zur besseren Abarbeitung dokumentiert.

Merke

- Polizeiliche Lagen werden seit kurzem »Lebensbedrohliche Einsatzlagen (LebEL)« genannt
- Nehmen Sie Kontakt zur ortsansässigen Polizei auf und stimmen mit dieser Ihre erstellten Handlungsanweisungen ab
- Bereiten Sie Lagepläne des Krankenhauses vor, die Sie im Bedarfsfall der Polizei zur Verfügung stellen können
- Bei LebEL ist die Polizei weisungsbefugt
- Erstellen Sie Schließkonzepte für die jeweiligen Bereiche
- Erstellen Sie Handlungsanweisungen für alle möglichen LebEL
- Bieten Sie den Mitarbeitern der ZNA ein Deeskalationstraining an

7 Schritt 7: Sonderlagen

> - Stellen Sie der Telefonzentrale/dem Empfang die Checkliste für das Verhalten bei Bombendrohung zur Verfügung

Reflexionsfragen in Form von Checklisten finden Sie zu allen Schritten zum Download im elektronischen Zusatzmaterial (▶ Kap. 12 Übersicht elektronisches Zusatzmaterial).

7.6 CBRN-Lagen im Krankenhaus

Unter CBRN-Lage versteht man eine Sonderlage, bei der Patienten mit chemisch, biologisch oder radionuklearen Substanzen in Kontakt gekommen sind und dadurch als »kontaminiert« gelten.

Die frühere Bezeichnung ABC, d. h. atomar, biologisch, chemisch, wurde durch den aus dem Angelsächsischen stammenden Begriff verdrängt, meint jedoch das Gleiche.

Oft ist zu Beginn einer Sonderlage nicht genau bekannt, um welches Agens es sich handelt. Manchmal ist die Kontamination des Patienten riechbar, falls es sich um ein chemisches Agens handelt. Eintreffende kontaminierte Patienten können andere Patienten, Wartende im Wartezimmer und Personal kontaminieren.

Alle 3 Sonderlagen haben gemeinsam, dass der in der ZNA ankommende Notfallpatient primär als kontaminiert gilt und sich das Personal schützen muss.

> Jeder eintreffende Patient gilt bei einer CBRN-Sonderlage als kontaminiert und wird isoliert.

Empfehlenswert ist ein »Kontaminationswagen«, in dem alle Materialien verlastet sind, die im Bedarfsfall benötigt werden. Dieser Wagen kann sofort in der Rettungshalle bzw. der Behandlungskabine platziert werden. Der »Kontaminationswagen« enthält folgende Materialien:

- Schutzanzug Typ 3b
- Schutzbrille/Gesichtsvisier
- Kopfhaube
- Mund- und Nasenschutz (FFP3-Maske)
- Gummischürze
- Einmal-Chemikalienhandschuhe
- Sicherheitsstiefel
- Absperrbänder inkl. Klebeband
- Waschlotion

- Handtücher
- Op-Wäsche für den Patienten/Überziehschuhe
- Entsorgungsbox infektiöse Substanzen, Müllbeutel
- Dekontaminationsmaterial Fläche und Material (Sprühflasche)
- Spüllösung für kleine Flächen (Spraydose)
- Indikatorpapier
- Tagesdosimeter
- Liste der jeweiligen Ansprechpartner, wie z. B. des Strahlenschutzbeauftragten/des hygienebeauftragten Arztes
- Daten- und Aufklärungsblätter, Handlungsanweisung »Verhalten bei Kontamination«

> **Wichtig!**
> Der Patient/die Patientin verbleibt in der Fahrzeughalle und darf den Wartebereich sowie die Behandlungsräume nicht betreten! Dies gilt auch für Selbsteinweiser, die sich an der Anmeldung vorstellen! Der Bereich ist mit Flatterband abzusperren.
> **Es gilt: Eigenschutz vor Fremdschutz!**

Bei einer Planung eines Neubaus einer ZNA bzw. eines Integrierten Notfallzentrums sollten von außen anfahrbare Infektionszimmer eingerichtet werden. Diese können bei Bedarf auch zur Dekontamination von kontaminierten Patienten bei einer C- oder RN-Lage dienen (▶ Abb. 7.17).

7.6.1 C-Lage

In Deutschland ist die chemische Industrie weit verbreitet und bei der Risikoanalyse ist der Standort eines Krankenhauses nahe einer Chemiefabrik dringend mit zu berücksichtigen. Aber nicht nur bei der Produktion eines chemischen Stoffes, sondern auch in vielen Firmen und im Privathaushalt werden verschiedene Chemikalien verwendet. Bei einem Chemie-Unfall in einer großen Firma wird der Patient in der Regel dekontaminiert eingeliefert, gilt jedoch bis zum Beweis des Gegenteils als kontaminiert!

> Jeder eintreffende Patient gilt als kontaminiert.

Dennoch kann es jederzeit passieren, dass ein Patient mit der Kontamination einer chemischen Substanz vom Rettungsdienst eingeliefert wird (idealerweise nach Anmeldung durch den Rettungsdienst oder die Leitstelle) oder sich selbst in der Notaufnahme vorstellt. Bei einer C-Lage, ganz gleich welcher Art, entstehen besondere Herausforderungen für das aufnehmende Krankenhaus:

7 Schritt 7: Sonderlagen

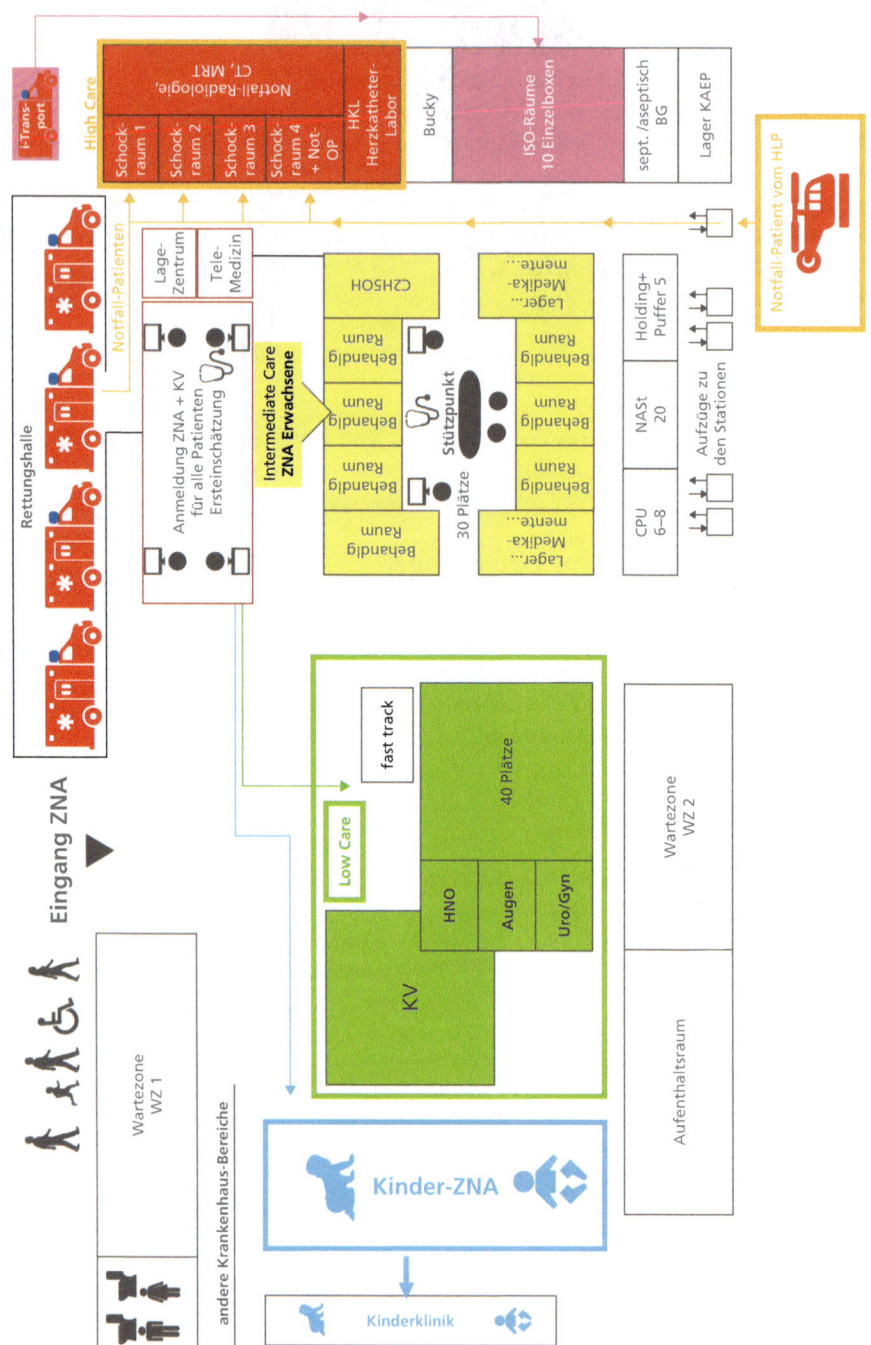

Abb. 7.17: Musterbeispiel eines integrierten Notfallzentrums (INZ) mit Infektionszimmern (von außen anfahrbar)

- Um welchen Stoff handelt es sich?
- Wie ist der Stoff in den Körper gelangt (Inhalation, Ingestion, z. B. orale Aufnahme, Verätzung der Haut, Resorption als chemische Wirkung, z. B. Nervenkampfstoffe)?
- Um wie viele Verletzte handelt es sich?
- Hat der Patient eine Beschreibung der Substanz mitgebracht (bei Unfällen in Firmen)?
- Gibt es einen Ansprechpartner in der betroffenen Firma?
- Gibt es eine Dokumentation der bereits getroffenen Maßnahmen vor Ort?

Das Ziel ist:

- Bei Selbsteinweisern möglichst rasche Beendigung der Exposition des Patienten
- Der Schutz des eingesetzten Personals
- Der Schutz der Kritischen Infrastruktur Krankenhaus (d. h. die Funktionalität des Krankenhauses zu erhalten) durch sofortige räumliche Trennung des kontaminierten Bereiches

Maßnahmen bei einer C-Lage mit mehreren Verletzten

Das Management bei einem Massenanfall von Verletzten bei einer C-Lage basiert grundsätzlich auf dem Management bei klassischen MANV-Einsatzlagen. Dennoch weisen C-Lagen Besonderheiten auf, die das Krankenhaus berücksichtigen sollte:

- Absperrmaßnahmen treffen
- Persönliche Schutzausrüstung bereitstellen (Eigenschutz beachten!)
- Gezielt Personal einsetzen (so wenig wie möglich, so viel wie nötig)

> Die wichtigste Maßnahme ist die Entkleidung der Patienten und Spülung der betroffenen Hautareale bzw. des Patienten in der Fahrzeughalle (s. u.).
> **Hierbei trägt das Klinikpersonal ausreichende Schutzkleidung!**

7.6.2 B-Lage

Patienten mit Infektionskrankheiten stellen in Krankenhäusern eine alltägliche Situation dar. Davon zu unterscheiden sind **hochinfektiöse** Erkrankungen, die die Patienten oft nach einem Auslandsaufenthalt mitbringen, wie beispielsweise EHEC, Lassa oder Dengue-Fieber. Unabhängig vom Krankheitserreger muss der Patient sofort isoliert werden. Zu unterscheiden sind zwei Szenarien:

1. Der Patient wird vom RTW-Personal angekündigt.
   Liegt der Verdacht einer hochinfektiösen Erkrankung vor, bleibt der Patient im RTW. Der diensthabende Arzt zieht seine PSA an und untersucht den Patienten im RTW. Erhärtet sich die Verdachtsdiagnose, nimmt der Arzt Kontakt zum

betreffenden Kompetenzzentrum auf. Falls eine sofortige Behandlung des Patienten erforderlich ist, die keinen Aufschub duldet, ist eine Behandlung im RTW zu erwägen.

> Bei Verdacht auf eine hochinfektiöse Erkrankung bleibt der Patient im RTW und wird dort vom Arzt untersucht.

2. Der Patient kommt als Selbsteinweiser in die ZNA.
   Befindet sich der Patient bereits in der ZNA, sind sofortige Absperrmaßnahmen zur Isolation erforderlich. Der Patient bekommt einen Mundschutz, am besten eine FFP3-Maske (ohne Atemventil), und wird angehalten, sich die Hände zu desinfizieren.
   Auch in diesem Fall wird Kontakt zum Kompetenzzentrum zur weiteren medizinischen Versorgung aufgenommen.

> Stellt sich ein Patient mit einer hochinfektiösen Erkrankung als Selbsteinweiser in der Notaufnahme vor, ist eine sofortige Isolation erforderlich!

Auch bei terroristischen Handlungen durch **biologische Substanzen** spricht man von einer B-Lage. Beispielsweise können Substanzen wie Rizin oder Anthrax Personen äußerlich kontaminieren oder in den Wasserkreislauf eingebracht werden (Sabotage). Weitere infektiöse Erkrankungen können lokal auftreten, wie z. B. Masern, und zur Epidemie oder Pandemie (SARS-CoV-2) führen.

Aufgrund von respiratorischen Symptomen, Fieber und Durchfall kann zunächst bei Eintreffen des Patienten in der ZNA die Differenzialdiagnose nicht gestellt werden. Wichtig in diesem Zusammenhang ist die Erhebung einer sorgfältigen Anamnese, wie die Angabe von Beginn, Dauer, Art und Stärke der Symptome, Kontaktpersonen und der Aufenthaltsort in den letzten 14 Tagen. Nach der SARS-CoV-2-Pandemie sollten die bisherigen Erfahrungen in der Bewältigung einer Pandemie im Krankenhausalarm- und Einsatzplan in einem ausführlichen Pandemieplan für zukünftige Pandemien verankert werden.

> Einen Muster-Pandemieplan finden Sie zum Download im elektronischen Zusatzmaterial (▶ Kap. 12 Übersicht elektronisches Zusatzmaterial) unter der URL:
>
> https://dl.kohlhammer.de/content/downloads/978-3-17-045148-3/Pandemieplan_Muster.pdf

> Erstellen Sie für die Zukunft einen Pandemieplan.

7.6.3 RN-Lage

Wir sind in unserem Alltag permanent natürlicher radioaktiver Strahlung ausgesetzt. Dies erfolgt durch Strahlungen, welche von der Erdoberfläche, Baustoffen oder von Lebensmittel abgegeben werden, sowie durch erhöhte natürliche Strahlung durch das Fliegen. Die Jahresdosis beträgt bei einer Einzelperson durchschnittlich 2,1 Millisievert im Jahr. Je nach Wohnort, Ernährungs- und Lebensgewohnheiten reicht sie von 1 Millisievert bis zu 10 Millisievert. Eine radionukleare Sonderlage kann durch eine Störung im Krankenhaus z. B. bei Unfällen in einer Klinik für Strahlentherapie oder durch ein externes Ereignis entstehen. Mögliche Ursachen einer nuklearen Sonderlage sind:

- Unfälle im medizinischen Bereich (Strahlentherapie)
- Unfälle beim Transport radioaktiver Stoffe
- Unfälle in Kernkraftwerken (im umliegenden Ausland, wie z. B. in Tihange an der belgisch-deutschen Grenze)
- Kriegshandlungen mit atomaren Sprengköpfen
- Terroristische Handlungen

Bei Bekanntwerden eines oben beschriebenen Ereignisses wird umgehend der MedEL des Krankenhauses informiert. Dieser stellt nach einer Lageerkundung schnell den Kontakt zum Strahlenschutzbeauftragten her, informiert die Geschäftsführung und implementiert die Krankenhauseinsatzleitung.

> Bei einer RN-Lage informiert der MedEL sofort den Strahlenschutzbeauftragten.

Eine Checkliste für den MedEL hilft zum strukturierten Vorgehen bei einem seltenen radioaktiven Notfall.

> Eine Checkliste radiologische Sonderlage für den MedEL finden Sie zum Download im elektronischen Zusatzmaterial (▶ Kap. 12 Übersicht elektronisches Zusatzmaterial) unter der URL:
>
> https://dl.kohlhammer.de/content/downloads/978-3-17-045148-3/Checkliste_MedEL_Radionukleare_Sonderlage.docx

Insbesondere sollte die Frage geklärt werden, um welchen radioaktiven Stoff es sich handelt und ob der Patient den Stoff inkorporiert hat oder ihm äußerlich ausgesetzt war. Folgende Maßnahmen werden zeitnah ergriffen:

- Alle Mitarbeitenden, die nicht direkt mit der Patientenversorgung beauftragt sind, verlassen das Gebäude.

7 Schritt 7: Sonderlagen

- Alle Mitarbeitenden haben sich an die Weisungen des Strahlenschutzbeauftragten zu halten.
- Die Abteilung Technik reduziert die Raumlufttechnik.
- Geplante Eingriffe werden sofort gestoppt.
- Bei einem externen Ereignis bereitet sich die ZNA auf eine Dekontamination der Patienten vor und schafft für die Behandlung der Patienten abgesperrte Bereiche.
- Das Personal legt PSA an (s. unten) und ein Dosimeter.
- Es erfolgt eine zuvor festgelegte Zusammenarbeit mit der ortsansässigen Feuerwehr, die mittels Kontaminationsnachweisgerät das Ausmaß der Kontamination feststellt.
- Liegen Verletzungen vor, die sich auf die Vitalfunktionen des Patienten auswirken, wird der Patient nach den derzeit gültigen Behandlungsstandards untersucht und behandelt.

Der Strahlenschutzbeauftragte erhält bei einem externen überregionalen Ereignis Informationen aus dem Radiologischen Lagezentrum (RLZ) des Bundes, das folgende Aufgaben bewältigt (BfS 2025):

- Erstellung eines einheitlichen radiologischen Lagebildes
- Bereitstellung und Übermittlung des radiologischen Lagebildes
- Behördlicher Informationsaustausch
- Koordinierung von Schutzmaßnahmen und der Maßnahmen zur Information der Bevölkerung sowie von Hilfeleistungen
- Information der Bevölkerung und Empfehlungen für das Verhalten bei Notfällen
- Koordinierung der Messungen von Bund und Ländern
- Sammlung, Auswertung und Dokumentation von Daten des Notfalls

Handelt es sich um einen lokalen radiologischen Notfall, ist das jeweilige Land zuständig, in dem der Notfall aufgetreten ist. Dieses kann jedoch auch vom RLZ des Bundes unterstützt werden.

Anlegen der Persönlichen Schutzausrüstung (PSA)

Betritt ein Patient oder eine Patientin mit einer potenziellen Kontamination eines unbekannten Stoffes die ZNA, so ist es zunächst von essentieller Bedeutung, Sicherheitsvorkehrungen zu treffen, um eine mögliche Kontamination zu unterbinden und das Personal zu schützen. Das Personal hat sich erweiterte Schutzrüstung anzulegen, welche sich im CBRN-Wagen befindet. Es sollte ausgewähltes pflegerisches und ärztliches Personal benannt werden, das den Patienten behandelt. Hierbei sind Schwangere und Gebärfähige besonders bei der RN-Lage strikt ausgenommen.

7.6 CBRN-Lagen im Krankenhaus

> Schwangere und Gebärfähige sind bei der Behandlung von kontaminierten Patienten bei einer RN-Lage strikt ausgenommen.

Unabhängig von der Zuweisungsart (Selbsteinweiser/Rettungsdienst) verbleibt der Patient/die Patientin in der Fahrzeughalle. Die zuständige Pflegekraft der ZNA stellt den CBRN-Wagen bereit. Danach wird der Bereich abgesperrt und der Sichtschutz wird gewährleistet.

Dekontamination des Patienten

Unter Dekontamination versteht man das Entfernen von gefährlichen Verunreinigungen. Das Entkleiden des Patienten ist die erste und wirksamste Dekontaminationsmaßnahme. Danach kann eine weitere Dekontamination der Haut durch Abduschen des Patienten oder lokal der verunreinigten Stelle erreicht werden. Oft ist in den Krankenhäusern kein Dekontaminationsraum in der Nähe der Zentralen Notaufnahme oder eine spezielle Anfahrt vorgesehen, auch können keine vorbereiteten »Dekon-Strecken« vorgehalten werden. Nachfolgend soll eine wirtschaftlich vertretbare Lösung vorgestellt werden.

Auf Selbsteinweiser ist zu achten! Das Nichterkennen einer Kontamination kann zur Störung der Funktionalität des Krankenhauses führen. Die Schulung des Personals für die Dekontamination der Patienten und zum An- und Ablegen der PSA erfolgt in engmaschigen Abständen.

> Eine regelmäßige Schulung des Personals ist unerlässlich.

Es gilt, einen Raum in unmittelbarer Nähe der ZNA zu schaffen, in dem eine weiße und eine schwarze Zone zur Dekontamination eingerichtet werden kann. Hierzu eignet sich die Rettungshalle oder z. B. eine Garage. Wichtig ist bei den Vorbereitungen, dass in der Fahrzeughalle o. ä. ein Warmwasseranschluss zur Dekontamination des Patienten installiert ist.

> Vor jeglichen Maßnahmen legt das Personal Persönliche Schutzkleidung (PSA) mindestens der Typ-Klasse 3b an.
> **Eigenschutz vor Fremdschutz!**

Für mobile Patienten werden zwei Universalwannen bereitgestellt und mit Einstellhauben (entspricht großen Müllbeuteln) versehen. Der Patient oder die Patientin tritt in die erste Wanne und entkleidet sich dort. Hierbei ist für Sichtschutz zu sorgen. Die Patientenkleidung/-eigentum wird in Abfallbehältern eingelagert und ggf. entsorgt. Danach tritt der Patient/die Patientin in die zweite Wanne, dort erfolgt die großzügige Spülung des ganzen Körpers mit warmem Wasser, ca. 38 Grad Celsius, aus der Körperdusche. Hier ist eine Hypothermie des Patienten zu vermeiden! Das Abduschen erfolgt von oben nach unten, d. h. beginnend am Kopf. Hautfalten, Haaren, Achseln und Gelenken ist besondere Beachtung zu schenken (▶ Abb. 7.18).

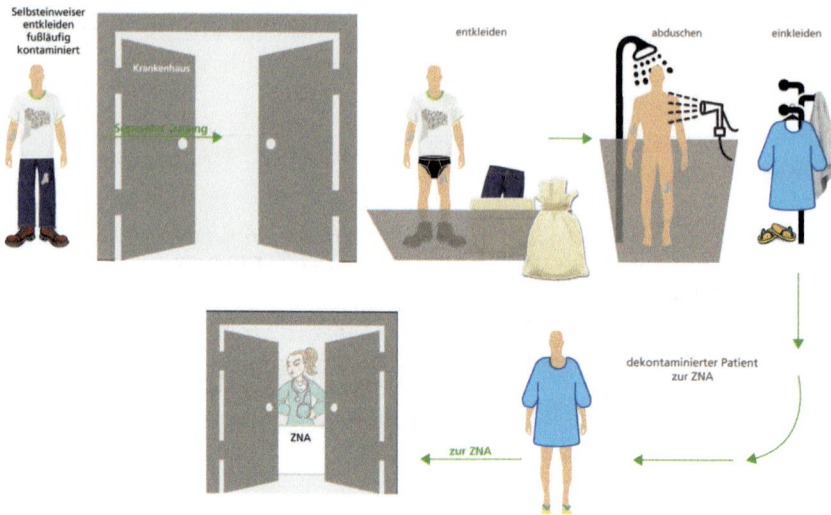

Abb. 7.18: Dekontamination von betroffenen Patienten

Bei kleinflächigen Kontaminationen (unter 10%) wird nur die betroffene Körperstelle gespült. Der Patient/die Patientin wird nach der Spülung dem ZNA-Ablauf zugeführt (▶ Abb. 7.18). Liegende Patienten verbleiben auf der Rettungsdiensttrage. Auf der Trage werden sie vollständig entkleidet, Patientenkleidung und -eigentum werden in Abfallbehältern eingelagert und ggf. entsorgt.

> Achten Sie auf eine gesonderte Abfallentsorgung kontaminierten Materials.

Danach erfolgt die großzügige Spülung des ganzen Körpers, bei kleinflächigen Kontaminationen (unter 10%) nur der betroffenen Körperstelle. Nach der Spülung wird der Patient/die Patientin auf eine Trage der ZNA umgelagert und dem ZNA-Ablauf zugeführt. Das Personal muss die verwendete Schutzausrüstung noch in der Fahrzeughalle ablegen. Die Schutzkleidung wie ggf. auch die Universalwannen verbleiben in der Fahrzeughalle, der Bereich wird abgesichert und die Feuerwehr sowie der Abfallbeauftragte werden informiert. Bis diese eintrifft, sind die betroffenen Materialien und Flächen zu sichern, um weitere Kontaminationen zu verhindern.

Merke

- CBRN bedeutet chemisch, biologisch und radionuklear
- Jeder in der ZNA eintreffende Patient gilt als kontaminiert
- Beschaffen Sie einen »Kontaminationswagen«, der im Bedarfsfall in die Rettungshalle gefahren werden kann
- Schulen Sie das ZNA-Personal im Gebrauch der Persönlichen Schutzausrüstung (PSA)
- Bei der Planung eines Neubaus für die ZNA richten Sie von außen anfahrbare Infektionszimmer ein
- Die wichtigsten Maßnahmen zur Dekontamination sind das Entkleiden des Patienten und die Spülung der betreffenden Hautareale vor der Notaufnahme
- Lassen Sie von der Abteilung Technik einen Warmwasseranschluss in die Rettungshalle legen
- Stimmen Sie mit der Feuerwehr die Entsorgung der Spüllösung ab
- Erstellen Sie Handlungsanweisungen für Patienten, die angekündigt im RTW verbleiben, sowie für Patienten, die sich selbstständig in die ZNA begeben haben
- Erstellen Sie einen Pandemieplan für die Zukunft
- Erstellen Sie Handlungsanweisungen für die RN-Lage und fügen sie die Erreichbarkeit des Strahlenschutzbeauftragen ein
- Beschaffen Sie Dosimeter
- Schwangere und Gebärfähige sind von der Behandlung der Patienten bei RN-Lage ausgenommen
- Achten Sie auf die professionelle Abfallentsorgung kontaminierten Materials

Reflexionsfragen in Form von Checklisten finden Sie zu allen Schritten zum Download im elektronischen Zusatzmaterial (▶ Kap. 12 Übersicht elektronisches Zusatzmaterial).

7.7 Ausfall technischer Systeme und kritischer Infrastrukturen im Krankenhaus

Ein Ausfall technischer Systeme, wie Strom, Wasserversorgung, Kommunikationssysteme, medizinische Geräte und IT-Systeme, im Krankenhaus kann zu funktionellen Beeinträchtigungen für die Patientenversorgung, das Personal und den Betrieb führen. Der Krankenhausalarm- und Einsatzplan sollte sich ausführlich dem Thema »Kritische Infrastruktur im Krankenhaus« widmen, indem Ausfallkonzepte als redundante Systeme implementiert werden.

Kommt es zu einem Ausfall technischer Systeme, kann die Meldung der Störung direkt den Techniker oder den Empfang/die Telefonzentrale erreichen. Um einer Patientengefährdung entgegenzuwirken, sollte jede technische Störung, in die Patienten involviert sind, dem Medizinischen Einsatzleiter gemeldet werden. Nach einer Lageerkundung durch diesen werden wichtige Maßnahmen zum Schutz der Patienten ergriffen.

> Jede technische Störung, die zu einer Patientengefährdung führen kann, wird dem MedEL gemeldet

Ein Beispiel soll diese Regelung verdeutlichen: In der Telefonzentrale wird der Ausfall eines systemrelevanten Aufzugs gemeldet. Durch den Ausfall ist die im 2.Stock befindliche Intensivstation nur noch über das Treppenhaus erreichbar. In Folge kann weder ein Intensivpatient auf der Station aufgenommen noch ein stationärer Patient über den Aufzug z.B. zum Op ins Erdgeschoss gebracht werden. Daher ist es wichtig, dass der Medizinische Einsatzleiter die Meldung der Störung bekommt und über die Dauer des Ausfalls informiert wird, um ggf. Maßnahmen einzuleiten. In Abbildung 5.4 wurde bereits das »Kommunikationsdreieck« dargestellt, das den Kontakt der drei betroffenen Bereiche verdeutlicht (▶ Abb. 5.4).

Nach Behebung der Störung informieren sich die 3 Akteure gegenseitig. Der MedEL fasst gemeinsam mit dem Techniker die Störung und deren Behebung im Einsatztagebuch zusammen und sendet dieses an den Leiter KAEP zur Erfassung der Störung.

7.7.1 Ausfall Strom

Ein akuter Stromausfall im Krankenhaus bedeutet eine große Herausforderung, da für die Behandlung und Überwachung der Patienten medizinische elektrische Geräte z.B. im Op, auf den Intensivstationen und in der ZNA benötigt werden. Der Ausfall Allgemeinstrom kann folgende Ursachen haben:

- Isolierter Stromausfall nur das Krankenhaus im Ganzen oder Teilbereiche betreffend, z.B. Beschädigung von Leitungen durch Baggerarbeiten
- Ein flächendeckender Stromausfall in der Region durch z.B. Beschädigung eines Trafos durch Unwetter
- Eine geplante mehrstündige Stromabschaltung bei Überlastung, angeordnet durch die Bundesnetzagentur

Der Stromausfall wird in der Regel partiell abgefangen durch eine ausreichende Netzersatzanlage (NEA). Für den Betrieb einer NEA (auch genannt Notstromversorgung) gelten folgende gesetzliche Anforderungen:

- Anlaufen des Aggregats bei jedem Netzausfall innerhalb von 15 Sekunden
- Füllstand der Aggregate für eine Laufzeit von mindestens 24 Stunden

7.7 Ausfall technischer Systeme und kritischer Infrastrukturen im Krankenhaus

Eine unterbrechungsfreie Stromversorgung (USV) schützt Geräte vor Überspannung und damit verbundenem Ausfall (z. B. IT), und sorgt für einen nahtlosen Übergang zur Versorgung durch die NEA. Die Abteilung Technik ermittelt im Vorfeld die Energiemenge, die im Durchschnitt für das Betreiben des Krankenhauses in 24 Stunden erforderlich ist. Empfohlen wird allerdings eine autarke Versorgung über NEA von 72 Stunden (BBK 2024).

> Die gesetzlich vorgeschriebene autarke Laufzeit von 24 Stunden sollte nach Empfehlung des BBK auf 72 Stunden verlängert werden.

In Zusammenarbeit mit der Abteilung Technik wird evaluiert, welche Geräte an die Notstromaggregate angeschlossen sind und welche noch angeschlossen werden müssen. Ebenso wird geprüft, ob unterbrechungsfreie Stromversorgungen eingebaut sind, da die Netzersatzanlagen erst nach ca. 15 Sekunden die Geräte mit Strom versorgen. Vulnerable IT-Systeme und auch angebundene Großgeräte können bei akutem Stromausfall komplett ausfallen.

Eine komplette Begehung des Krankenhauses durch den Leiter KAEP sowie den Leiter der Abteilung Technik ist zur Identifizierung von SV-Steckdosen erforderlich. Diese werden dokumentiert und das Personal geschult, welche Geräte an die vorhandenen SV-Steckdosen angeschlossen werden sollen und welche nicht (▶ Abb. 7.19).

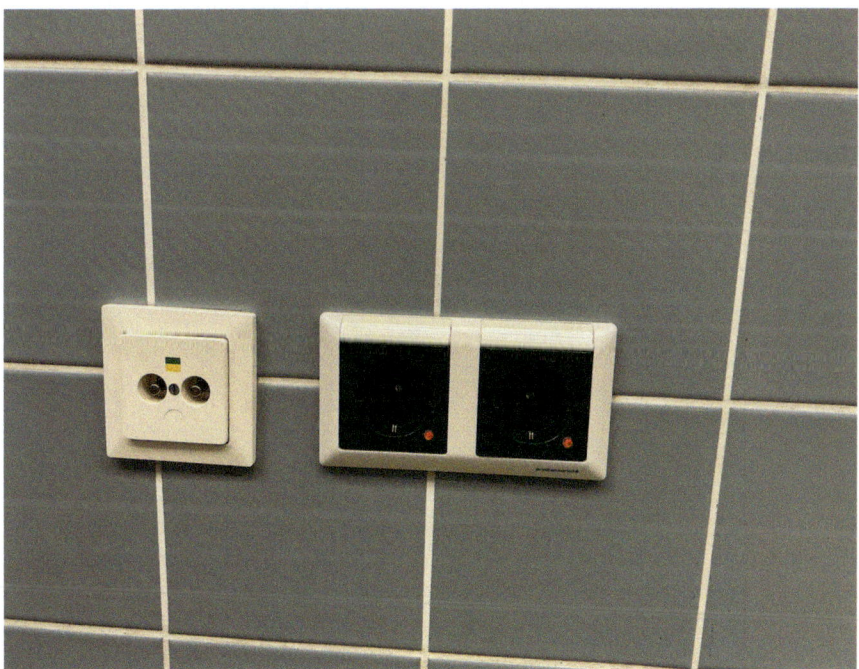

Abb. 7.19: SV-Steckdosen

Besondere Bereiche wie z. B. Intensivstationen erhalten eine unterbrechungsfreie Stromversorgung, um kurze Spannungsunterbrechungen zu überbrücken, bis die Notstromversorgung aktiviert ist. Bevor Sie eine solche Erhebung durchführen, definieren Sie, welche medizinischen Geräte zur Untersuchung und Behandlung der Patienten im Notfall dringend erforderlich sind, und legen Sie die Behandlungsbereiche, wie z. B. Notaufnahme, OP, Herzkatheterlabor, Stationen und weitere Eingriffsräume, fest (▶ Abb. 7.20).

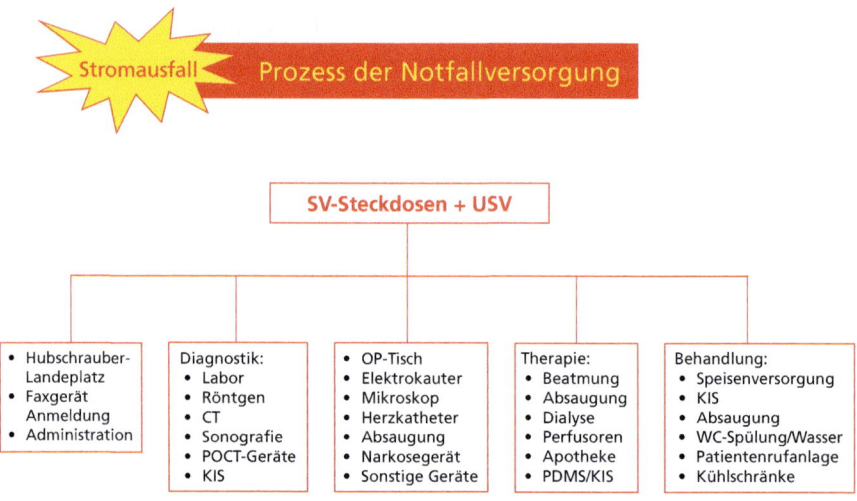

Abb. 7.20: Prozess der Notfallversorgung bei Stromausfall

In einem Dashboard können Sie zur Visualisierung übersichtlich farbige Markierungen vornehmen, wobei grün markierte Kacheln eine ausreichende Notstromversorgung darstellen, rot markierte eine nicht ausreichende Notstromversorgung und grau markierte Bereiche noch zu eruieren sind.

> Ein Beispiel-Dashboard finden Sie zum Download im elektronischen Zusatzmaterial (▶ Kap. 12 Übersicht elektronisches Zusatzmaterial) unter der URL:
>
> https://dl.kohlhammer.de/content/downloads/978-3-17-045148-3/Dashboard.pdf

In der Handlungsanweisung »Stromausfall« im KAEP sind der Einsatz des Personals und die Personalplanung geregelt. Die Einteilung des Personals in den Schichtbetrieb sollte beibehalten werden. Es ist allerdings damit zu rechnen, dass nicht alle Mitarbeiter und Mitarbeiterinnen das Krankenhaus erreichen oder andere Gründe vorliegen, dass sie nicht zum Dienst kommen können (z. B. Kinderbetreuung).

7.7 Ausfall technischer Systeme und kritischer Infrastrukturen im Krankenhaus

> Eine Checkliste für den MedEL bei Stromausfall finden Sie zum Download im elektronischen Zusatzmaterial (▶ Kap. 12 Übersicht elektronisches Zusatzmaterial) unter der URL:
>
> https://dl.kohlhammer.de/content/downloads/978-3-17-045148-3/Checkliste_MedEL_Stromausfall.docx

Empfehlenswert ist eine Schulung der Mitarbeiter zur persönlichen Notfallvorsorge. Hierbei kann die Checkliste des Bundesamts für Bevölkerungsschutz und Katastrophenhilfe (BBK 2025a) als Unterstützung herangezogen werden. Die AG KAEP stellt einen Koffer mit Taschenlampen in ausreichender Zahl, Akkus für Mobiltelefone und weitere Hilfsmittel für den Stromausfall zusammen. Zum Equipment gehört auch die Anschaffung mehrerer Kurbelradios für exponierte Bereiche wie KEL, ZNA und Empfang.

Da nicht immer gewährleistet ist, dass für den Server eine Notstromversorgung bereitsteht, fällt möglicherweise bei Stromausfall auch das Krankenhausinformationssystem (KIS) aus. Für diese Fälle sollten die erforderlichen Dokumente, z. B. Röntgen- und Laboranmeldungen, den Stationen zur Verfügung stehen (s. auch IT-Ausfall).

7.7.2 Ausfall Telefonanlage

Die telefonische Erreichbarkeit im Krankenhaus ist nicht nur zur schnellen Kommunikation untereinander Voraussetzung, sondern auch für die Alarmierung der Mitarbeiter z. B. bei Notfällen im Krankenhaus oder von der Leitstelle angekündigten Polytraumata unerlässlich.

Neben den Festnetztelefonen sind oft schnurlose DECT-Telefone oder auch Funkgeräte in den Krankenhäusern verbreitet. Wichtig ist die Kommunikation bei Telefonanlagenausfall. Das Krankenhaus schließt mit dem Anbieter der Telefonanlage einen Servicevertrag ab, damit zeitnah die Störung behoben werden kann. Insbesondere ist auf die Redundanz der Schockrufe wie z. B. Reanimations-/Polytraumaalarm zu achten. Als eine andere Kommunikationsform bietet sich die Vorhaltung von Mobiltelefonen an. Diese sind im Vorfeld den Funktionstelefonen direkt zugeordnet und durch den geladenen Zustand jederzeit verfügbar. Empfohlen wird die Vorhaltung aller Mobiltelefone an einem zuvor definierten Ort (z. B. ZNA oder Empfang/Telefonzentrale). Die Mobiltelefone und die Alarmierungsliste sind stets zu kontrollieren und zu aktualisieren. Die Telefone sind stets im geladenen Zustand vorzuhalten.

> Eine Redundanz der telefonischen Kommunikation ist unerlässlich!

Bei Ausfall externer Telefonleitungen ist die Erreichbarkeit des Krankenhauses nicht mehr gewährleistet. Oft wird diese Störung erst nach einiger Zeit bemerkt.

Für die telefonische Anmeldung von Notfallpatienten sollten in der ZNA zusätzlich zu den gebräuchlichen Festnetzleitungen mobile Telefongeräte einsatzbereit zur Verfügung stehen. Ebenfalls zu empfehlen ist die Sicherstellung der redundanten Erreichbarkeit der Geschäftsführung. Die Mobiltelefone werden im Intranet und auch der örtlichen Leitstelle der Feuerwehr/des Rettungsdienstes bekannt gegeben.

> Testen Sie gelegentlich, ob die mobilen Telefone einsatzbereit sind.

Eine weitere Redundanz kann durch die Anschaffung von Gebäudefunk oder Satellitentelefone erreicht werden. Egal, für was Sie sich entscheiden, eine lückenlos sichere Kommunikation gibt es nicht. Im Extremfall sollten Sie Läufer einsetzen.

7.7.3 Ausfall Heizung

Stationäre Patienten sind bei Ausfall der Heizung u. U. schon nach einigen Stunden gefährdet, da sich Unterkühlung bei kranken Menschen schnell negativ auf die Genesung auswirkt. Das Krankenhaus hält für den Notfall Decken und elektronische Heizdecken (beachte den Brandschutz!) etc. für die Patienten vor. Hält die Störung der Wärmezufuhr länger an und tritt sie in den Wintermonaten auf, entscheidet die Krankenhauseinsatzleitung, ob eine Evakuierung der Patienten in andere Krankenhäuser stattfinden muss. Vorher ist jedoch zu prüfen, ob eine Wärmezufuhr von extern durch den Energieversorger oder eine Firma kurzfristig möglich ist.

7.7.4 Ausfall oder Kontamination von Wasser

Der tägliche Wasserbedarf eines stationären Patienten (Normalstation) beträgt ca. 50 Liter, eines Intensivpatienten 150 Liter. Fällt die Wasserzufuhr über einen längeren Zeitraum aufgrund von externen Störungen oder Kontamination des Trinkwassers aus, sind zeitnahe Maßnahmen zu ergreifen. Das **»Nowater«-Projekt** (Notfallvorsorge der Wasserver- und -entsorgung von Einrichtungen des Gesundheitswesens – organisatorische und technische Lösungsstrategien zur Erhöhung der Resilienz) des Bundesamts für Bevölkerungsschutz und Katastrophenhilfe (BBK 2025b) beschäftigt sich mit dem Problem Wasserver- und entsorgung im Krankenhaus (BBK 2025c). Dort finden Sie wertvolle Hinweise, die Sie in Ihren Krankenhausalarm- und Einsatzplan integrieren können. Hier ein Auszug aus Punkten, die zu berücksichtigen sind:

- Trinkwasserqualität bei Einspeisung von Wasser aus Reservoiren
- Dauer der Stilllegung betroffener Leitungen (z. B. bei Wasserrohrbruch)
- Lokaler Starkregen mit Abwasserentsorgungsausfall (Rückstau)
- Großflächiger Stromausfall (Ausfall öffentlicher Hebewerke und nicht notstromversorgte Technik der hauseigener Wasserver- und -entsorgung)

- Kontamination mit unbekannter Chemikalie
- Verunreinigungen mit E.coli-Bakterien

Fertigen Sie mit Hilfe des Kompendiums des BBK eine ausführliche Risikoanalyse in Ihrem Haus an und besprechen Sie die Risiken und Maßnahmen mit dem Leiter der Technikabteilung sowie dem hygienebeauftragten Arzt/der Hygienefachkraft, die Kenntnisse über die Wasserverteilung (z. B. Ringleitungen, abgetrennte Versorgung, Notbrunnen auf dem Krankenhausgelände etc.) haben. Anhand Ihrer Risikoanalyse erstellen Sie in Ihrem KAEP das Kapitel »Wasser«. Die KEL wird frühzeitig einberufen, um folgende Maßnahmen einzuleiten:

- Sicherstellung der Trinkwasserzufuhr
- Einspeisung des Wassers durch externe Anbieter (Tankwagen)
- Beprobung des Wassers zum Nachweis pathogener Erreger durch die Fachkraft für Hygiene
- Rücksprache mit Wasserversorger, Gesundheitsamt, Amt für Gefahrenabwehr
- Information an Mitarbeiter, Patienten und Besucher
- Verhaltenshinweise an Patienten, Duschverbote
- Bei längerfristigem Ausfall (Teil-)Evakuierung
- Anbringen von speziellen Filtern bei Kontamination des Trinkwassers (Absprachen mit dem ortsansässigen Gesundheitsamt)

7.7.5 Ausfall Medizinische Gase

Medizinische Gase in Form von Sauerstoffzufuhr sind in einem Krankenhaus von essentieller Bedeutung. Das Krankenhaus stellt als Redundanz Sauerstoffflaschen in ausreichender Anzahl zur Verfügung. Die Lagerungsvorschriften für die Sauerstoffflaschen sind zu beachten. Im Vorfeld wird der durchschnittliche Verbrauch des Sauerstoffs pro 24 Stunden ermittelt. Diese Mindestmenge gibt die Vorhaltung von Sauerstoffflaschen vor. Bei komplettem Ausfall der Sauerstoffzufuhr ist frühzeitig die Krankenhauseinsatzleitung einzuberufen. Diese berechnet den Inhalt des Sauerstofftanks und der vorhandenen redundanten Flaschen. Ist die Zufuhr auf längere Zeit absehbar gestört, bereitet die KEL in Zusammenarbeit mit dem Amt für Gefahrenabwehr (Feuerwehr) die Evakuierung des Krankenhauses vor.

Ausfall von Stickstoff

In bestimmten Fällen wird Stickstoff in der Intensivbehandlung verwendet. Dieser sollte in Form von Flaschen in ausreichender Form vorgehalten werden.

7.7.6 Ausfall Aufzug

Aufzüge in redundanter Form für den Transport von Patienten und Material sowie für Mitarbeitende sind die Voraussetzung für einen reibungslosen Ablauf des

Krankenhausalltags. Fällt ein Aufzug aus, stehen in der Regel weitere Aufzüge für den Transport zur Verfügung. Bedingt durch Umbau-/Neumaßnahmen müssen oft Aufzüge für eine bestimmt Zeit gesperrt werden. Dadurch reduziert sich die Anzahl der funktionierenden Aufzüge.

Wichtig ist ein Monitoring der in Betrieb stehenden Aufzüge und die Auflistung der Aufzüge für den Patiententransport. Eine gute Kommunikation zwischen dem Leiter KAEP und der Abteilung Technik ist von hoher Bedeutung. Ein anderer Aspekt ist der akute Ausfall eines Aufzugs während des Transports. In diesem Fall wird über einen Notfallknopf an den Empfang/die Telefonzentrale eine Meldung geschaltet.

Bei einem Patiententransport z. B. von der Intensivstation mit Sauerstoffbehandlung liegt Gefahr im Verzug und die Feuerwehr wird sofort alarmiert. Besteht kein akuter Handlungsbedarf und die Reparatur der Aufzugsteuerung kann von einer externen Firma übernommen werden, wird lediglich die Abteilung Technik und der MedEL alarmiert. Eine dementsprechende Handlungsanweisung wird vom Leiter KAEP erstellt. Sind Stationen durch den Ausfall des Aufzugs betroffen und nicht mehr erreichbar, werden unverzüglich Tragen für den Liegendtransport über die Treppen bereitgestellt.

> Einen Prozessablauf bei Ausfall eines Aufzugs finden Sie zum Download im elektronischen Zusatzmaterial (▶ Kap. 12 Übersicht elektronisches Zusatzmaterial) unter der URL:
>
> https://dl.kohlhammer.de/content/downloads/978-3-17-045148-3/Prozessablauf_Ausfall_Aufzug.pdf

7.7.7 Geplante technische Maßnahmen

Die technische Abteilung eines Krankenhauses plant Maßnahmen zur jährlichen Überprüfung von Systemen (z. B. TÜV-Prüfungen) oder Abschaltungen/Wartungen von z. B. Strom, Wasserzufuhr, Heizung etc. Oft sind stationäre Patienten von diesen Maßnahmen betroffen. Die AG KAEP prüft die geplanten Maßnahmen im Vorfeld in Hinblick auf eine mögliche Patientengefährdung.

Die Abteilung Technik reicht rechtzeitig mit einer Vorlaufzeit eine Anmeldung der Maßnahme unter Angabe des geplanten Datums, der Art und Dauer der Maßnahme ein. Es wird eine temporäre Arbeitsgruppe für die betreffende Maßnahme gegründet, bei der die Auswirkungen auf die Patienten im Hinblick auf deren Gefährdung besprochen werden. Es ist wichtig, dass geplante Maßnahmen erst dann durchgeführt werden, wenn die Patientensicherheit gewährleistet ist.

> Ein Beispielformular zur Meldung von geplanten Maßnahmen mit Auswirkung auf betriebliche Abläufe finden Sie zum Download im elektronischen Zusatzmaterial (▶ Kap. 12 Übersicht elektronisches Zusatzmaterial) unter der URL:

7.7 Ausfall technischer Systeme und kritischer Infrastrukturen im Krankenhaus

https://dl.kohlhammer.de/content/downloads/978-3-17-045148-3/Meldung_geplante_Massnahmen.pdf

7.7.8 IT-Ausfall

IT-Ausfälle können verschiedene Ursachen haben. Zum einen ist das Risiko Cyberangriffe in den letzten Jahren kontinuierlich gestiegen, zum anderen können ungeplante Systemabstürze z. B. des Krankenhausinformationssystems oder geplante Updates zu stunden- oder tagelangen Ausfällen auftreten. Für Angriffe von extern werden von der Abteilung IT-Firewalls etc. eingerichtet. Die Verantwortlichkeit des gesamten IT-Systems liegt bei der Abteilung IT. Die Ansprechpartner der Polizei und des Landeskriminalamts liegen in der Alarmierungsmatrix der KEL sowie der Abteilung IT vor.

Die AG KAEP bereitet die Redundanz des operativen Geschäfts vor, damit die Versorgung der in stationärer Behandlung befindlichen Patienten sowie die etwaige Versorgung von Notfallpatienten durch papiergestützte Prozesse gewährleistet ist. Für jedes der o. g. Szenarien ist das Krankenhaus mit einer Redundanz vorbereitet. Es wird auf gedruckte Dokumente und Anmeldungen z. B. für das Labor oder Röntgen zurückgegriffen. In einem Ordner in auffälliger Farbe (z. B. pink) werden die wichtigsten Dokumente für jede Station, die Notaufnahme und die Ambulanzen zusammengestellt.

Die Krankenhauseinsatzleitung verfügt über einen USB-Stick bzw. eine Festplatte, auf dem die erforderlichen Dokumente zum Ausdruck zur Verfügung stehen. Für diesen Vorgang ist ein Drucker mit USB-Anschluss, der offline arbeitet, vorbereitet. Im besten Fall kann offline auf die elektronische Patientenakte zurückgegriffen werden. Die Voraussetzung ist ein regelmäßiges Backup der zu speichernden Daten. Bei länger andauerndem IT-Ausfall über Tage/Wochen/Monate wird die KEL Maßnahmen ergreifen, z. B.

- Aufnahmestopp für planbare Operationen
- Aufnahmestopp von Notfallpatienten nach Rücksprache mit dem Ärztlichen Leiter Rettungsdienst (ÄLRD)
- Ggf. Evakuierung kritisch kranker Patienten

> **Merke**
>
> - Ein Ausfall technischer Systeme kann zu einer Gefährdung von Patienten führen
> - Die AG KAEP sollte für redundante Systeme sorgen
> - Jede technische Störung, die zu einer Patienten- und Mitarbeitergefährdung führen kann, wird dem MedEL gemeldet

- Das Kommunikationsdreieck zeigt die Kommunikation zwischen dem Empfang/der Telefonzentrale, dem MedEL und dem Techniker
- Ermitteln Sie, welche Geräte, die zur Versorgung von Notfallpatienten erforderlich sind, an die Netzersatzanlage (NEA), d. h. das Notstromaggregat, angeschlossen sind
- Führen Sie regelmäßige »Schwarztests« durch
- Regeln Sie die Dienstplanung bei akutem Stromausfall im Vorfeld
- Das Kompendium »Katastrophen« des BBK regelt die persönliche Notfallvorsorge und kann den Mitarbeitern ausgehändigt werden
- Sorgen Sie für eine Redundanz der notwendigen Formulare bei Ausfall des Krankenhausinformationssystems
- Stellen Sie den Mitarbeitern eine Möglichkeit der Kommunikation bei Ausfall Telefonanlage zur Verfügung
- In der ZNA steht ein einsatzbereites Mobiltelefon für den Kontakt zum/vom Rettungsdienst bereit
- Die Leitungen der Trinkwasserversorgung und Einspeisungsmöglichkeiten sollten der AG KAEP bekannt sein
- Eruieren Sie den durchschnittlichen Sauerstoffverbrauch pro Tag und stellen Sie diese Menge in Form von Sauerstoffflaschen als Back-up für den Ausfall der Sauerstoffversorgung bereit
- Ermitteln Sie diejenigen Aufzüge in Ihrem Krankenhaus, deren Ausfall zu einer Gefährdung von Patienten führen können
- Geplante technische Maßnahmen wie z. B. TÜV-Prüfungen und Schwarztests sind mit der AG KAEP abzustimmen
- Krankenhäuser sollten sich in diesem Zusammenhang auch auf den Bündnisfall oder ggf. den Verteidigungsfall vorbereiten (▶ Kap. 7.9)

Reflexionsfragen in Form von Checklisten finden Sie zu allen Schritten zum Download im elektronischen Zusatzmaterial (▶ Kap. 12 Übersicht elektronisches Zusatzmaterial).

7.8 Sonstige Lagen

Wir können uns nicht detailliert auf alle möglichen Sonderlagen vorbereiten. Wichtig ist, die beschriebenen Alarmierungswege einzuhalten und frühzeitig die Geschäftsführung zu informieren. Manche Sonderlagen entwickeln sich im Laufe der Zeit und wir können uns darauf vorbereiten. Andere entstehen akut. Auch hier sind Vorbereitungen auf den Ausfall erforderlich. Tabelle 7.3 enthält eine Übersicht über sonstige Sonderlagen (▶ Tab. 7.3).

7.8 Sonstige Lagen

Tab. 7.3: Übersicht sonstige Sonderlagen

Art der Sonderlage	Auftreten (Zeitrahmen)	Maßnahmen
Ausfall Personal z. B. bei Pandemie mit Gefährdung der Patientenversorgung	Akut bis mittelfristig	• Reduzierung der planbaren Eingriffe • Ggf. Verlegung von Patienten • Abmeldung von der Notfallversorgung
• Ausfall hauseigene Apotheke durch z. B. Stromausfall • Ausfall Vorhaltung bestimmter Medikamente durch Störung der Lieferketten	• Akut • Mittelfristig	• Zusammenarbeit mit umliegenden Apotheken (vorab Abstimmungen) • Ggf. Verabreichung stoffgruppengleicher Medikamente
Ausfall interner oder externer Reinigungsdienst	Akut bis mittelfristig	Verträge mit anderen Reinigungsfirmen schließen
Ausfall Speisenversorgung z. B. durch kontaminierte Lebensmittel, Ausfall der Spülanlage etc.	Akut	Vorhaltung von lang haltbaren Lebensmitteln in ausreichender Menge Belieferung durch Cateringservice bzw. Küchen benachbarter Krankenhäuser
Ausfall Patientenbegleitdienst	Akut bis mittelfristig	Einbindung von Hilfskräften Verträge mit Zeitarbeitsfirmen
Ausfall Labor z. B. durch Ausfall von Geräten	Akut	• Vorab Auflistung der im Haus vorhandenen POCT-Geräte z. B. auf der Intensivstation • Zusammenarbeit mit externen Laboren
• Ausfall PACS, z. B. Übertragung der Röntgenbilder • Ausfall Großgeräte wie z. B. Angiografie, CT	• Akut • Akut	• Sofortige Meldung an die Kliniken • Einsicht der Röntgenbilder in der Abteilung Radiologie • Verlegung der Patienten für die erforderlichen Untersuchungen in andere Institutionen • Abmeldung von der Notfallversorgung, wenn keine Redundanz besteht
Ausfall hauseigene Blutbank z. B. durch Ausfall der Kühlung oder mangelnde Blutspender	Akut bis mittelfristig	• Beschaffung der Blutprodukte bei anderen Blutspendediensten • Werbeaktionen bei potenziellen Spendern mit Schaffung von Anreizen • Absage von Operationen mit voraussichtlich größeren Blutverlusten • Abmeldung von der Notfallversorgung je nach Mangel der Produkte

> **Merke**
>
> - Bei allen Sonderlagen sind die beschriebenen Alarmierungswege einzuhalten
> - Die Geschäftsführung ist frühzeitig mit einzubinden
> - Durch Abstimmung mit externen Institutionen und Firmen können Redundanzen geschaffen werden
> - Bei Patientengefährdungen sind Verlegungen in andere Krankenhäuser sowie Abmeldung von der Notfallversorgung erforderlich
> - Bei allen Ausfällen stellen Sie sich immer die Frage, ob Patienten oder Mitarbeiter gefährdet sind

Reflexionsfragen in Form von Checklisten finden Sie zu allen Schritten zum Download im elektronischen Zusatzmaterial (▶ Kap. 12 Übersicht elektronisches Zusatzmaterial).

7.9 Vorbereitung auf Verteidigungs-/Bündnisfall: Die Rolle der Krankenhäuser in bewaffneten Konflikten mit Blick auf das humanitäre Völkerrecht – Regeln im Krieg

Georg Abel[4], Michael Sieland[5]

Die derzeitige geopolitische Lage in Europa führt dazu, dass die Akteure der gesamtstaatlichen Sicherheitsarchitektur in Deutschland, zu denen die Krankenhäuser als Kritische Infrastrukturen gehören, den Krieg und seine Folgen für das deutsche Gesundheitssystem vermehrt in den Fokus nehmen. Die Situation in der Ukraine konfrontiert uns beinahe täglich mit den Folgen eines bewaffneten Konflikts für die betroffene Gesellschaft im Allgemeinen und für die Zivilbevölkerung im Konkreten.

Das humanitäre Völkerrecht zeigt Konfliktparteien die Regeln zum Führen eines Krieges (das »Wie« der Kriegführung) auf, wobei weder die Gründe noch die Rechtmäßigkeit zum Führen eines Krieges (das »Ob« des Krieges) Inhalt der UN-Charta und eben nicht des humanitären Völkerrechts sind. Die Ziele des humanitären Völkerrechts sind, das menschliche Leid im Krieg zu verringern, den Schutz von nicht- oder nicht mehr an den Kampfhandlungen beteiligten Personen zu

---

4 Leiter Zentrum für Kritische Infrastruktur sowie Leiter Krankenhausalarm/Einsatzplanung und Krisenmanagement, Kliniken der Stadt Köln gGmbH
5 Rechtsanwalt, Landeskonventionsbeauftragter des DRK-Landesverbandes Nordrhein e.V.

gewährleisten und den übermäßigen Einsatz von Mitteln und Methoden in der Kriegsführung zu vermeiden. Das humanitäre Völkerrecht als genuines Kriegsrecht ist die Grundlage für die Rechtmäßigkeit des Verhaltens im bewaffneten Konflikt.

Die Komponenten des humanitären Völkerrechts sind die Genfer Abkommen von 1949 sowie die dazugehörigen Zusatzprotokolle aus den Jahren 1977 und 2005. Die Besonderheit in diesem Zusammenhang ist, dass alle Staaten der Weltgemeinschaft diese Abkommen und Zusatzprotokolle ratifiziert haben und das humanitäre Völkerrecht darüber hinaus mittlerweile gewohnheitsrechtlich durch die Völkergemeinschaft anerkannt und so auch ohne Ratifizierung durch neue Mitglieder der Völkergemeinschaft zu beachten ist. Diese Tatsache ist auch der Grund dafür, dass das humanitäre Völkerrecht, trotz schrecklicher Einzelfälle, grundsätzlich eingehalten und von den Konfliktparteien beachtet wird. Gerade die schrecklichen Einzelfälle, welche eine enorme mediale Aufmerksamkeit erhalten, täuschen darüber hinweg, dass dieser Rechtsbereich nach wie vor seine Berechtigung hat und dadurch täglich Menschenleben rettet und Leid vermindert.

Der Artikel 18 des IV. Genfer Abkommens soll die Krankenhäuser in bewaffneten Konflikten vor Angriffen schützen. Der Artikel 18 IV. Genfer Abkommen betont, dass Zivilspitäler, die zur Pflege von Verwundeten, Kranken, Schwachen und Wöchnerinnen eingerichtet sind, niemals das Ziel von Angriffen sein dürfen. Darüber hinaus sollen militärische Ziele einen ausreichenden Abstand zu Spitälern jederzeit wahren. Ein weiterer wesentlicher Aspekt dieses Artikels ist die Verwendung des Schutzzeichens. Zivilspitäler, welche vom Staat dazu ermächtigt sind, dürfen mit dem Schutzzeichen gekennzeichnet werden. Zu den Schutzzeichen nach den Genfer Abkommen zählen das Rote Kreuz, der Rote Halbmond und der Rote Kristall.

Der Schutz von Spitälern endet jedoch, wenn eine Einrichtung oder ein Objekt außerhalb des medizinischen Versorgungsauftrags militärisch genutzt wird und diese abweichende Nutzung den Feind schädigt. Der Artikel 19 des IV. Genfer Abkommens fordert vor einem Angriff auf ein solches Objekt eine entsprechende Androhung und Fristsetzung. So soll entweder eine Schutznorm konformes Verhalten (Aufgabe der abweichenden militärischen Nutzung) oder eine Räumung des Objekts ermöglicht werden. Ein schädigendes Verhalten im Sinne dieses Artikels wäre das Einrichten einer militärischen Basis für einen Angriff, eines militärischen Beobachtungspostens, eines Waffendepots oder eines Unterschlupfs für Kämpfer (nicht Unterbringung von verwundeten Kämpfern). Darüber hinaus wird deutlich gemacht, dass das Vorhandensein von Handwaffen und Munition, welche den verwundeten Personen abgenommen wurden, keine dem Feind schädigende Handlung darstellt.

Die Feststellung des Verteidigungsfalls durch Bundestag und Bundesrat und nach Verlautbarung des Bundespräsidenten im Bundesgesetzblatt markiert den Zeitpunkt der Anwendung des oben beschriebenen Kriegsrechts in Deutschland. Die Krankenhäuser in Deutschland, unabhängig von ihrer Versorgungsstufe, benötigen eine Bestätigung durch staatliche Stellen für das Anbringen eines Schutzzeichens. Mit der Anbringung des Schutzzeichens wird gewährleistet, dass eine Konfliktpartei das Krankenhaus als ziviles – und als Krankenhaus auch nachdrücklich geschütztes – Objekt identifiziert und keinen Angriff vornimmt. Wer die

7 Schritt 7: Sonderlagen

gem. Art. 18 GA IV »staatliche Stelle« sein soll, ist für derartige Ereignisse in Deutschland nicht geregelt. Es ist davon auszugehen, dass die unteren Katastrophenschutzbehörden oder die Bezirksregierungen diese Aufgabe übernehmen werden müssen. Die Herausforderung wird jedoch sein, bei Feststellung und Verlautbarung des Verteidigungsfalls eine entsprechende Kennzeichnung des eigenen Krankenhauses aus Mangel an geeigneten Flaggen oder Planen vornehmen zu können.

In Vorbereitung auf ein solches Ereignis ist es als Krankenhaus ratsam, in seinem Krankenhausalarm- und Einsatzplan entsprechende Maßnahmen zu fixieren und Material zur Kennzeichnung vorzuhalten. Zu den wichtigsten Maßnahmen gehört die Alarmierung der Krankenhauseinsatzleitung, um die Lage zu bewerten und schnell Entscheidungen treffen zu können. Des Weiteren müssen unverzüglich die Schutzzeichen gut sichtbar angebracht, fotografiert und dokumentiert werden. Es bietet sich an, auf den Dächern der Krankenhäuser entsprechende Vorrichtungen zu installieren, die das Anbringen der Schutzzeichen erleichtert. Im Nachgang muss diese Dokumentation einer staatlichen Stelle vorgelegt und durch diese gestempelt oder gesiegelt sowie unterschrieben werden. In einer solchen Situation ist es realistisch, dass die Bundesregierung alle geplanten Operationen in ganz Deutschland aussetzen lässt, um ausreichend Kapazitäten für die Verwundeten (eine rechnerische Leitgröße dürften hier ca. 1000 Verwundete/Tag allein für die Bundeswehr sein) zusätzlich zum zivilen Betrieb zu schaffen. Auch wird zur Verteilung der Verwundeten ein gesteuerter Verteilmechanismus eingeführt werden, der sich dann aber an den Gegebenheiten eines bewaffneten Konflikts und damit unter anderem an nur sehr eingeschränkter Nutzung der heute üblichen Kommunikationsmittel ausrichten muss. Bislang genutzte Systeme, wie das aus der Corona-Pandemielage bekannte Kleeblattsystem, erscheinen hier wegen der vielfältigen Absprachen über große Distanzen, welche zwangsläufig funktionierende digitale Kommunikationsmittel voraussetzen, als gänzlich untauglich.

Die zunehmende hybride Kriegsführung durch Angriffe beispielsweise auf IT-Infrastruktur rückt weiter in den Fokus der Akteure der gesamtstaatlichen Sicherheitsarchitektur. Die Server oder Netzwerke eines Krankenhauses können bisher nicht wirkungsvoll als schutzwürdig gekennzeichnet werden. Im Verteidigungsfall ist der Schutz der Liegenschaft und der darin befindlichen Zivilpersonen genauso wichtig wie der Schutz der IT-Infrastruktur. Es gibt jedoch Bestrebungen, IP-Adressen beispielsweise von Krankenhäusern zentral zu veröffentlichen und so als schützenswert zu deklarieren.

8 Schritt 8: Abstimmungen mit Behörden und Institutionen

Ein effektiver Krankenhausalarm- und Einsatzplan erfordert eine klare und schnelle Kommunikation. Die enge Abstimmung mit Behörden, insbesondere mit ortsansässigen Rettungsdiensten, Feuerwehren und Polizei sowie Gesundheitsämtern gewährleistet an den Schnittstellen eine reibungslose Zusammenarbeit. Informationen über Sonderlagen werden schnell in beide Richtungen vermittelt und dadurch können effektive Maßnahmen zeitnah eingeleitet werden.

> Eine enge Abstimmung mit ortsansässigen Institutionen verbessert die Schnittstellenarbeit.

In vielen Gesetzen der Länder (Katastrophenschutz ist Ländersache!) ist geregelt, dass Krankenhäuser mit benachbarten Krankenhäusern, Institutionen und Behörden Abstimmungen treffen müssen. Absprachen werden u. a. getroffen mit:

- Feuerwehr/Gefahrenabwehrbehörde/Rettungsdienst/Leitstelle der Berufsfeuerwehr (BF)
- Gesundheitsamt
- Polizei
- Stadtverwaltung
- Energie-/Wasserversorger
- Benachbarten Krankenhäusern

Im Folgenden werden beispielhaft Themen genannt, die an den Schnittstellen zu den Institutionen besprochen werden.

8.1 Anmeldung von Patienten bei einem Massenanfall von Verletzten (MANV)

Die Anmeldung von Patienten bei einem MANV ist regional unterschiedlich geregelt. Sie erfolgt in Abstimmung mit dem zuständigen Ärztlichen Leiter Rettungsdienst. Zur Anmeldung stehen digitale Systeme (Ivena eHealth, IT.NRW

2022 u. a.) zur Verfügung sowie telefonische Benachrichtigungen und Faxmitteilungen.

> Sorgen Sie für einen guten Kontakt zum Ärztlichen Leiter Rettungsdienst Ihrer Region.

8.2 Kommunikation mit der Leitstelle

Der betreffenden Feuerwehr-/Rettungsleitstelle muss für Anmeldungen von Notfallpatienten beim Massenanfall von Verletzten kontinuierlich die Erreichbarkeit des Krankenhauses sichergestellt werden. Sie erhält die ständige Durchwahltelefonnummer des Medizinischen Einsatzleiters. Als Redundanz und auch für den Fall eines Ausfalls des Telefonanbieters über Festnetz oder DECT-Telefone werden Mobiltelefone an wichtigen Positionen aufgestellt (ZNA, Empfang/Telefonzentrale, Geschäftsführung). Auf die stetige Einsatzbereitschaft der Geräte ist zu achten.

8.3 Abstimmung mit dem örtlichen Energie-/Wasserversorger

Im Vorfeld werden für etwaige Sonderlagen »Ausfall Wasserzufuhr« sowie »Ausfall Strom« die Orte der jeweiligen Einspeisungen von extern evaluiert und im KAEP festgelegt. Auch werden für die Krankenhauseinsatzleitung die Erreichbarkeiten der jeweiligen Ansprechpartner (besonders außerhalb der werktäglichen Zeiten) in der Alarmierungsliste festgelegt.

> Klären Sie im Vorfeld die Möglichkeiten der Einspeisungen für Strom und Wasser.

8.4 Vorgehen bei flächendeckendem Stromausfall – Unterstützung durch die Feuerwehr

Durch das erhöhte Risiko eines flächendeckenden Stromausfalls in den letzten Jahren ist eine engmaschige Abstimmung mit der Feuerwehr unerlässlich. Zum Beispiel kann vereinbart werden, dass zur Kommunikation zwischen Krankenhaus und Leitstelle ein Feuerwehreinsatzfahrzeug vor das Krankenhaus gestellt und für Bürger außerhalb des Krankenhauses zu ihrer Entlastung ein Leuchtturm aufgestellt wird.

> Stimmen Sie sich mit der Feuerwehr über die Maßnahmen bei Stromausfall ab.

Wichtig ist auch die Gewähr, dass nach ca. 48–72 Stunden Diesel oder Heizöl als Kraftstoff für die Netzersatzanlage (Notstromaggregat) nachgeliefert wird. Bedingt durch den Stromausfall können oft Tankstellen nicht mehr liefern, da sie ggf. nicht an Notstromaggregate angeschlossen sind. Die Feuerwehr jedoch könnte hier Abhilfe schaffen.

> Klären Sie den Nachschub an Kraftstoff für Ihr Notstromaggregat.

8.5 Abstimmung LebEL mit der ortsansässigen Polizei

Mit der Polizei sind Absprachen zu unterschiedlichen Sonderlagen im Vorfeld zu treffen. Gerade bei »lebensbedrohlichen Einsatzlagen (LebEL)« besteht im Bereich des Führungsverhaltens bei der Polizei im Gegensatz zur Feuerwehr ein gravierender Unterschied, da die Polizei ihre Führungskräfte im rückwärtigen Raum zurückbehält. Umso wichtiger sind detaillierte Abstimmungen mit der Polizei.

> Laden Sie die für Sie zuständige Polizei zu einem Gespräch und einer Begehung Ihres Krankenhauses in die Arbeitsgruppe KAEP ein.

In einer gemeinsamen Begehung Ihres Krankenhauses mit der Polizei werden Schließkonzepte erarbeitet und die Polizei erhält Kenntnisse über Eingänge, ggf. Verbindungstunnel und Lagepläne.

8.6 Abstimmung mit dem Gesundheitsamt

Epidemie/Pandemie
Während einer Pandemie treffen Sie oder der hygienebeauftragte Arzt/die Hygienefachkraft für die Krankenhäuser mit ihrem zuständigen Gesundheitsamt Abstimmungen im Hinblick auf z. B. Teststrategien, Isolationsbedingungen bei infizierten Patienten etc.

Begehungen durch das Gesundheitsamt
Stichprobenartig werden auf den Stationen bzw. in bestimmten Bereichen Begehungen durchgeführt. An diesen Begehungen nimmt der Leiter KAEP in der Regel nur teil, wenn es sich um eine mögliche Sonderlage wie Epidemie respektive Pandemie handelt.

Dennoch ist ein guter Kontakt des Leiters KAEP zum Gesundheitsamt wichtig. Einige Krankenhäuser haben im Vorfeld mit den Gesundheitsämtern das Vorgehen bereits festgelegt. Ein eintreffender Patient mit einer hochinfektiösen Erkrankung, wie z. B. Lassa- oder Dengue-Fieber, wird dem Gesundheitsamt gemeldet und die Maßnahmen werden miteinander abgestimmt.

> Halten Sie einen guten Kontakt zum Gesundheitsamt.

Kontaminiertes Trinkwasser
Es finden kontinuierlich behördliche Untersuchungen des Trinkwassers durch die Kommune statt. Bei einer Kontamination z. B. durch Bakterien wird das Trinkwasser in Absprache mit dem Gesundheitsamt vom Wasserwerk gechlort. Auch hier ist eine gute Kommunikation wichtig, da festgestellt werden muss, ob angebrachte Filter an den Wasserhähnen im Krankenhaus ausreichen.

> Bei einer Kontamination des Trinkwassers treffen Sie Absprachen mit dem Wasserwerk bzw. Gesundheitsamt.

Die anzubringenden Filter haben ein kurzes Verfallsdatum, daher ist eine Bevorratung in großen Mengen nicht sinnvoll. Informieren Sie sich jedoch, wo Sie die entsprechenden Filter zeitnah bekommen können.

> Stellen Sie einen Nachschub an Filtern durch eine Abstimmung mit den entsprechenden Firmen sicher.

8.7 Abstimmung mit dem Rettungsdienst bei Evakuierung bei Verdacht auf Weltkriegsbombe

Steht eine (Teil-)Evakuierung des Krankenhauses z. B. bei einem Bombenfund einer Fliegerbombe aus dem 2. Weltkrieg an, stellt der Rettungsdienst die erforderlichen Transportmittel zu Verfügung. Die gemeinsame Planung der Evakuierung umfasst u. a. die An- und Abfahrt der Fahrzeuge, die Art der Transportmittel (KTW, RTW bzw. Intensivmobil), die zeitliche Planung und die Nennung der Zielkrankenhäuser, nach denen sich der Zeitplan aufgrund der Wegezeiten ergibt (s. auch Schritt 7.4 in ▶ Kap. 7.4)

> Bei einer Evakuierung arbeiten Sie eng mit der Feuerwehr und dem Rettungsdienst zusammen.

8.8 Übergabeort bei Räumung mit der Feuerwehr

Zur Vorplanung einer Räumung z. B. bei Brand oder Gasaustritt gehört unbedingt die Festlegung des Übergabeortes der betroffenen Patienten. Nach Möglichkeit wird ein überdachter Sammelplatz in der Nähe des Krankenhauses festgelegt. Hierbei kann z. B. auch ein angrenzendes Parkhaus oder eine Garage o. ä. genutzt werden. Regeln Sie gemeinsam mit der Feuerwehr bei einem Ortstermin die An- und Abfahrt der Rettungsmittel (Einbahnstraße) und fertigen Pläne mit Kennzeichnung der Wegeführung an. Diese Pläne stellen Sie den Unterlagen für den Leiter Verkehrslenkung bei.

> Regeln Sie die Wegeführung für den Rettungsdienst im Fall einer Evakuierung.

8.9 Absprachen mit benachbarten Krankenhäusern

Unabhängig von der Art des Krankenhausträgers ist in den meisten Landeskatastrophengesetzen die Zusammenarbeit mit benachbarten Krankenhäusern verankert. Die Regelung betrifft nicht nur die Absprachen beim Massenanfall von Verletzten, sondern auch bei Evakuierungen können sich die benachbarten Krankenhäuser gegenseitig unterstützen, indem sie Patienten temporär auf leerstehenden Stationen aufnehmen. Empfohlen wird die Gründung einer Arbeitsgemeinschaft mit regelmäßigem Austausch der Leiter KAEP und die Vorhaltung der jeweiligen Erreichbarkeit der Ansprechpartner in den Krankenhäusern.

> Vernetzen Sie sich mit den Leitern KAEP Ihrer benachbarten Krankenhäuser.

Merke

- Enge Abstimmung mit externen Akteuren verbessert die Schnittstellenarbeit
- In der Krise Köpfe kennen!
- Stellen Sie einen guten Kontakt zum Ärztlichen Leiter Rettungsdienst her
- Vernetzen Sie sich mit benachbarten Krankenhäusern
- Treffen Sie Abstimmungen mit dem örtlichen Energie-/Wasserversorger
- Laden Sie die Polizei zu einem Gespräch in Ihre AG KAEP zur Abstimmung ein
- Führen Sie gemeinsam mit der Polizei eine Begehung Ihres Krankenhauses durch
- Legen Sie gemeinsam mit der Feuerwehr Abgabeorte der Patienten bei Räumung/Evakuierung fest

Reflexionsfragen in Form von Checklisten finden Sie zu allen Schritten zum Download im elektronischen Zusatzmaterial (▶ Kap. 12 Übersicht elektronisches Zusatzmaterial).

9 Schritt 9: Veröffentlichung des KAEP

Wenn Sie die ersten 8 Schritte erfolgreich hinter sich gebracht haben, können Sie davon ausgehen, dass Sie Ihren KAEP fertiggestellt haben.

> Herzlichen Glückwunsch!

Nur ist es damit leider noch nicht getan. Sie haben Ihren KAEP nach den Vorgaben des Qualitätsmanagements »gelenkt«. Der fertige KAEP liegt nach der Empfehlung des Inhaltsverzeichnisses formatiert in Ihrem digitalen Ordner. Was tun Sie jetzt? Zunächst überprüfen Sie Ihre jeweiligen Dokumente auf Aktualität, d. h. letzter Version der Ausgabe. In der AG KAEP stimmen Sie sich ab, in welchen Bereichen Sie den KAEP zusätzlich zur Veröffentlichung in Papierform hinterlegen (Redundanz!). Hier gebe ich Ihnen meine Empfehlung:

- In den Räumen der Krankenhauseinsatzleitung bzw. im KEL-Koffer
- In der Zentralen Notaufnahme
- Am Empfang bzw. der Pforte
- Im Büro des Leiters KAEP
- Beim Qualitätsmanagement

Drucken Sie nicht mehr als 5 Exemplare Ihres KAEP. Sie werden in regelmäßigen Abständen den KAEP aktualisieren müssen. Haben Sie zu viele Exemplare ausgedruckt, laufen Sie Gefahr, dass sich ältere Versionen neben den neuen im Krankenhaus befinden. Auch die Teilung des KAEP auf mehrere Bereiche birgt die gleiche Gefahr.

> Stellen Sie nicht mehr als 5 Exemplare des KAEP in Papierform her.

Veröffentlichung im Intranet: Stimmen Sie sich mit dem Verantwortlichen für das Intranet Ihres Krankenhauses ab. Der Krankenhausalarm- und Einsatzplan sollte für jeden Mitarbeiter schnell zugänglich sein. Sie können hier mit einem Icon wie z. B. einem Blaulichtsymbol (▶ Abb. 9.1) arbeiten. In Ihren Schulungen weisen Sie die Mitarbeiter auf das Symbol hin, hinter dem der Krankenhausalarm- und Einsatzplan hinterlegt ist und sie schnell die entsprechenden Handlungsanweisungen finden.

9 Schritt 9: Veröffentlichung des KAEP

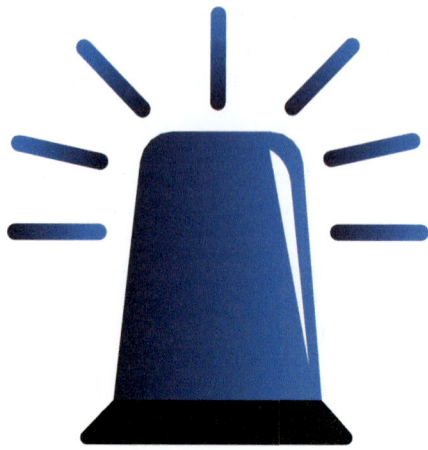

Abb. 9.1: Blaulichtsymbol

Zusätzlich können Sie einzelne Dokumente des KAEP in Ihrem digitalen Tool des Qualitätsmanagements einfügen.

Es existieren in den Krankenhäusern unterschiedliche Versionen der internen Veröffentlichung. In einigen Häusern wird zwischen einem öffentlichen und einem nichtöffentlichen Teil unterschieden. In letzterem können Dokumente und Adressen und Telefonnummern veröffentlicht werden, die ausschließlich für die Krankenhauseinsatzleitung bestimmt sind. Wichtig für den öffentlichen Krankenhausalarm- und Einsatzplan ist, dass die Mitarbeiter ihn »barrrierefrei« sofort finden.

> Last but not least: Stimmen Sie Ihr Vorhaben engmaschig mit Ihrem Betriebs- bzw. Personalrat ab!

> **Merke**
> - Vor der Veröffentlichung Ihres KAEP überprüfen Sie die Dokumente auf Aktualität und korrekte gelenkte Version
> - Drucken Sie maximal 5 Exemplare des KAEP und hinterlegen Sie diese an bestimmten Orten
> - Veröffentlichen Sie den KAEP digital auf der Intranetseite Ihres Krankenhauses, möglichst gut sichtbar durch ein Icon wie z. B. ein Blaulichtsymbol
> - Stimmen Sie Ihr Vorhaben stets mit dem Betriebs-/Personalrat ab

> Reflexionsfragen in Form von Checklisten finden Sie zu allen Schritten zum Download im elektronischen Zusatzmaterial (▶ Kap. 12 Übersicht elektronisches Zusatzmaterial).

10 Schritt 10: Schulungen und Übungen

10.1 Allgemeines

Um einen möglichst großen Durchdringungsgrad der Inhalte des Krankenhausalarm- und Einsatzplans bei den Mitarbeitern zu erreichen, sind regelmäßige Schulungen erforderlich. Stimmen Sie sich mit Ihrer Geschäftsleitung ab, welche Schulungen in die Gruppe der Pflichtfortbildungen aufgenommen werden. Die Geschäftsführung sollte die KAEP-Schulungen zur Pflichtschulung in jährlichen Abständen analog den Brandschutzunterweisungen deklarieren. Nicht alle Mitarbeiter nehmen an allen Schulungen teil, jedoch werden in der Basisschulung allen Mitarbeitern die Grundlagen des KAEP, die Alarmierung und die Struktur der Krankenhauseinsatzleitung vermittelt. Empfohlen wird mindestens die verpflichtende Teilnahme an Basisschulungen.

> Mindestens die Basisschulungen sollten für alle Mitarbeiter verpflichtend sein.

Besondere Schulungen werden für den MedEL, den ZONK, die Mitarbeiter der ZNA und die KEL angeboten. Insgesamt können die Schulungen in Präsenzunterricht oder auch als E-Learning erfolgen.

> Schulungen für die Mitarbeiter können in Präsenz oder auch als E-Learning erfolgen.

Folgende Schulungsziele sollten erreicht werden:

- Verständnis für den Krankenhausalarm- und Einsatzplan
  - Kenntnis der gesetzlichen Vorgaben (sofortiges Reagieren auf Erlasse und Verordnungen)
  - Erläuterung des Strukturaufbaus des Krankenhausalarm- und Einsatzplans
  - Verständnis für die verschiedenen Alarmstufen und deren Bedeutung für die Bewältigung einer Sonderlage
  - Kenntnis über die Verfügbarkeit des KAEP (digital im Intranet, in ausgedruckter Form an bestimmten Stellen, ggf. Zugang zu einer vorbereiteten App, siehe Schritt 9, ▶ Kap. 9)
  - Kenntnis und Besonderheiten der unterschiedlichen Sonderlagen

- Schnelle und effiziente Kommunikation
  - Schulung der Kommunikationswege (wer kommuniziert mit wem)
  - Einhaltung der Kommunikationswege
  - Klare und deutliche Kommunikation der Beteiligten
- Kenntnis der Verantwortlichkeiten
  - Festlegung der Führungsstrukturen (z. B. Dienstvorschrift 100)
  - Klare Aufgabenverteilung der Führungskräfte
  - Kenntnis der Aufgaben im eigenen Bereich bei verschiedenen Sonderlagen
- Kenntnis der Verfügbarkeit des erforderlichen Materials und des Ortes der Vorhaltung

Das Schulungskonzept ist in Modulen aufgebaut. Tabelle 10.1 erläutert die Inhalte der jeweiligen Schulungen (▶ Tab. 10.1). Allen Mitarbeitenden wird **Basiswissen** vermittelt. Sie lernen die unterschiedlichen Sonderlagen sowie die Alarmierungswege und die ersten Maßnahmen kennen. Die Schulung soll sie befähigen, in ihrem Arbeitsbereich bei Eintritt einer Sonderlage die ersten Maßnahmen zu treffen.

> Die Schulungen sind in Modulen aufgebaut.

Im Folgejahr (bei jährlich verpflichtenden Schulungen) schließt sich ein **Aufbaukurs** an, in dem zunächst Themen aus der Basisschulung wiederholt und anschließend detailliertere Fragestellungen vermittelt werden. Eine Bearbeitung einer Sonderlage in Kleingruppen rundet den Aufbaukurs ab. In einem **Abschlusskurs** findet eine Übung (z. B. eine Stabsrahmenübung) statt, an der nicht nur Teilnehmer und Teilnehmerinnen aus der KEL teilnehmen, sondern auch Mitarbeiter und Mitarbeiterinnen aus allen Bereichen. Sie nehmen die Position der Mitglieder der KEL in der Übung ein und bewältigen die Sonderlage aus Sicht der KEL. So lernen sie den Aufbau der Führungsstrukturen bei einer Sonderlage kennen, die vom Klinikalltag erheblich abweicht. Wichtig ist die Vermittlung der internen Krisenkommunikation, damit es in der Sonderlage nicht zur Störung der Kommunikation kommt. Wenn an allen Kursen – ggf. auch mit Lernerfolgskontrolle – erfolgreich teilgenommen worden ist, kann den Mitarbeitenden ein hausinternes Zertifikat ausgestellt werden (siehe elektronisches Zusatzmaterial »Zertifikat Schulung KAEP«). Dieses Zertifikat kann bei zukünftigen Bewerbungen vorgezeigt werden.

An **Spezialschulungen** nehmen Mitarbeitende aus bestimmten Bereichen teil, z. B. Schulungen für die Mitglieder der Krankenhauseinsatzleitung, den Empfang/die Telefonzentrale oder Mitarbeitende der Zentralen Notaufnahme (ZNA). Gerade die ZNA nimmt in der Abarbeitung einer Sonderlage eine Schlüsselposition ein und das nicht nur beim Massenanfall von Verletzten. Zum einen sind die Mitarbeitenden der ZNA Notfälle gewohnt und reagieren umsichtig bei auftretenden Sonderlagen, zum anderen sind sie meist in die Bewältigung der Sonderlagen involviert, wie z. B.:

10.1 Allgemeines

- Ausgabe von Materialien wie Evakuierungskarten, Taschenlampen, Westen etc. aus dem »Lager KAEP«
- Beratung von Mitarbeitenden, die sich hilfesuchend an die ZNA wenden
- Mitorganisation von Evakuierungen, die meist über die Rettungshalle erfolgen
- Kommunikation mit der Leitstelle der Feuerwehr/dem Rettungsdienst
- Zusammenarbeit mit der Polizei bei Lebensbedrohlichen Einsatzlagen (LebEL) wie beispielsweise einer Bedrohungslage

> Die Zentrale Notaufnahme nimmt bei Sonderlagen eine besondere Schlüsselposition ein.
> Die Mitarbeiter der ZNA erhalten eine Spezialschulung.

> Alle Mitarbeiter erhalten eine Basisschulung. Bestimmte Bereiche erhalten zusätzlich eine Schulung, die auf den Bereich, in dem sie tätig sind, zugeschnitten ist.

Tab. 10.1: Schulungskonzept

Art der Schulung/Zeitraum	Berufsgruppen/Bereiche	Beispiele vermittelter Inhalte	Wichtiges
Basiskurs 1. Jahr	Alle Mitarbeiter	Alarmierungsstichworte Alarmstufen Meldewege Die ersten Maßnahmen Kommunikation Mitarbeitertreffpunkt Sammelplatz Krankenhauseinsatzleitung	Diese Schulung dient als Basis für alle Mitarbeiter des Hauses und sollte einfach gehalten werden.
Spezialkurs 1. Jahr	Führungskräfte Ärzte Pflegedienst Verwaltung Empfang Servicepersonal OP/Intensivstation	Vermittlung von Kenntnissen berufsgruppenspezifischer Maßnahmen Besonderheiten bestimmter Bereiche	Die Schulungen enthalten Elemente des Basiskurses, darauf aufbauend Spezialkenntnisse.
Aufbaukurs 1. + 2. Jahr	Alle Mitarbeiter	Wiederholung der wichtigsten Inhalte aus dem Basiskurs Bearbeitung einer besonderen Lage in Kleingruppen	Durch die Kleingruppenarbeit sollten alle Teilnehmer die Zusammenhänge erkennen.
Abschlusskurs ab 2. Jahr	Alle Mitarbeiter	Übungen	Geplante Übungen Ungeplante Übungen

10 Schritt 10: Schulungen und Übungen

Tab. 10.1: Schulungskonzept – Fortsetzung

Art der Schulung/Zeitraum	Berufsgruppen/Bereiche	Beispiele vermittelter Inhalte	Wichtiges
Spezielle Kenntnisse ab 1. Jahr	Alle Mitarbeiter	Unterweisung in der Handhabung von Rettungstüchern/Evakuierungsmatratzen o. ä. Kenntnisse über Evakuierungspläne zu den einzelnen Bereichen	Kann vor Ort auf den Stationen erfolgen
Refresher-Kurs ab 3. Jahr	Alle Mitarbeiter	Wiederholung der wichtigsten Items aus den vorherigen Kursen Vermittlung von Änderungen im Alarmplan	Kann in kürzerem Zeitraum (ca. 1 Std.) und jährlich erfolgen

Das Wissen kann mit einer Erfolgskontrolle nach den Schulungen überprüft werden. Um das Wissen abzurunden und den Krankenhausalarm- und Einsatzplan zu überprüfen, erfolgen nach den Schulungen z. B. folgende Übungen:

- Stabsrahmenübung
- Sichtungs-/MANV-Übung
- Evakuierungsübung
- Schwarztest bei Stromausfall

Die Übungen werden vom Leiter KAEP detailliert vorbereitet. Ein von ihm geschriebenes Drehbuch dient als Grundlage für die Übung, die von einigen Mitarbeitern und Mitarbeiterinnen beobachtet wird. Wichtig ist die unmittelbar an die Übung anschließende Nachbesprechung, da jede Übung zur Verbesserung der Vorbereitung auf Sonderlagen führt.

> **Merke**
>
> - Schulungen für die Mitarbeiter sind außerordentlich wichtig
> - Die Schulungen werden in Module aufgeteilt
> - Die Schulungen sollten als Pflichtfortbildungen deklariert werden
> - Die Schulungen können in Präsenz und auch als E-Learning erfolgen
> - Basisschulungen erhalten alle Mitarbeiter
> - Mitarbeiter bestimmter Bereich erhalten zusätzlich eine Spezialschulung
> - Besonderes Augenmerk ist auf die Schulung der Mitarbeiter der Zentralen Notaufnahme zu legen
> - Das letzte Modul ist als Übung gedacht
> - Nach Abschluss der Schulungen erhalten die Mitarbeiter ein hausinternes Zertifikat

> Reflexionsfragen in Form von Checklisten finden Sie zu allen Schritten zum Download im elektronischen Zusatzmaterial (▶ Kap. 12 Übersicht elektronisches Zusatzmaterial).

10.2 Beispiel eines Schulungskonzepts

Frank Sensen[6]

10.2.1 Bedeutung von Übungen

> »Ohne regelmäßige Übungen bleibt der KAEP ein zahnloser Papiertiger!«

Diese Aussage soll keineswegs die Bedeutung des KAEP als konzeptionelle Grundlage der Beherrschung einer Störung des Regelbetriebs relativieren – im Gegenteil.

Ohne einen guten, aktuellen, konsentierten und ausgebildeten KAEP machen Übungen keinen Sinn! Erst mit dem KAEP können die Handelnden in definierten, jeweils eigenen Rollen, aber trotzdem als Team die gemeinsamen Strategien und Taktiken für ein gemeinsames Ziel umsetzen. Nur mit dem KAEP ist die krisenspezifische Kommunikationsstruktur klar, nur mit dem KAEP gibt es überhaupt eine situationsangemessene Führungsstruktur.

Also: ein klarer Fall einer organisatorischen Symbiose.

> Erkennen Sie regelmäßige Übungen als immanenten Teil des Gesamtkonzeptes KAEP an! So wie das Reanimations-Teamtraining wissenschaftlich gesichert zum ERC-Algorithmus gehört und das Fehlen des Elementes »praktisches Reanimations-Training« zunehmend justiziabel im Zwischenfall wird, gehören Übungen zwingend zum KAEP!

10.2.2 Lernziele

Ausgangspunkt einer jeden Übung muss die Festlegung der Lernziele sein. Dabei wird es in heterogenen Teilnehmergruppen durchaus unterschiedliche Lernziele für verschiedene Übende geben. Einige ausgewählte Beispiele für Lernzielbereiche:

- **Rollenverständnis**
  Mitarbeitende, die in der Krisensituation eine KAEP-Führungsfunktion wahr-

---

[6] Dr. med. Frank Sensen, MedioDact – Innovative MedizinDidaktik, Düsseldorf

10 Schritt 10: Schulungen und Übungen

nehmen sollen, müssen ihr neue Rolle trainieren. Der »zentrale operative Notfallkoordinator« (ZONK) hat Aufgaben, die es im Regelbetrieb so nicht gibt. Gleiches gilt für den »leitenden Arzt der Sichtung« (LArS), die »operative Klinikeinsatzleitung« (opEL) und den »Notfallmanager« usw. All das sind Funktionen, die nicht einfach nach dem Lesen eines PDFs beherrscht werden können, sondern in Übungen, vor allem in der Interaktion, erlebbar gemacht werden müssen.

- **Kommunikationsstrukturen**
  Besondere Rufnummern, separate Kommunikationsmittel (Funk oder DECT) und nicht zuletzt die spezielle »Krisenkommunikation« wollen ge- und beübt sein.
- **Besondere medizinische Sichtung/Triage im Schadensfall**
  Die Sichtung/Triage im Schadensfall unterscheidet sich relevant vom Regelbetrieb und muss unbedingt geübt werden.
- **Materialmanagement**
  Die konkrete Einrichtung eines Sichtungsplatzes oder eines Dekon-Bereichs oder der einzelnen Behandlungsbereiche muss mit den Originalmaterialien vom Originalpersonal getestet werden. Schon eine einfache »Stellprobe« der MANV-Container in der ZNA oder der Wagenhalle hat bisweilen behebbare Probleme aufgedeckt.

10.2.3 Arten von Übungen

Nach der Definition der Übungsziele müssen Sie die für deren Erreichung geeignetste Übungsform auswählen.

Übungen in den Originalräumen der Klinik

- Stabsrahmenübung der KEL
- Isolierte Sichtungsübung mit entweder realen Patientendarstellern oder Simulationspatienten
- Übung von Teilbereichen der Klinik (z. B. nur ZNA) mit realen Patientendarstellern oder Simulationspatienten

Vorteil der Übungen in den Originalräumen insbesondere mit Patientendarstellern ist die Realitätsnähe. Laufwege, Kommunikationsstrukturen, Raumordnung und Informationswege können überprüft und geübt werden.

Nachteil ist die relevante Störung des Regelbetriebs der Klinik. Bei diesen oft »Realübung« genannten Übungsformen wird die Klinik meist von der Notfallversorgung abgemeldet werden müssen, um die Übungsabläufe überhaupt darzustellen. Die hierbei durch Ausfall entstehenden Kosten müssen reell einkalkuliert werden. Trotzdem notfallmäßig eintreffende echte Patienten können eine Übung bis hin zum Abbruch »stören«.

Weiterer Nachteil sind die hohen Kosten u. a. für die Darsteller, den Materialverbrauch und den oben beschriebenen Ausfall. Übende werden nicht selten durch anderweitige zeitgleiche Klinikaufgaben gestört. Der Planungsaufwand für Realübungen ist zudem erheblich und beträgt meist viele Monate.

> Eine Realübung in den Originalräumen der Klinik sollte keinesfalls die erste Übungsform sein. Die Teilnehmenden sollten unbedingt vorher ihre »Rollen«, die Interaktionen und die organisatorischen Abläufe in einer Simulationsübung trainiert haben.

Simulationsübungen

- Table-Top-Übung der KEL
- Isolierte Sichtungsübung mit vorwiegend Simulationspatienten
- Full-size Simulationsübung aller relevanten Funktionsbereiche der Klinik mit Simulationspatienten (z. B. Emergo Train System® – ETS, ▶ Abb. 10.1)

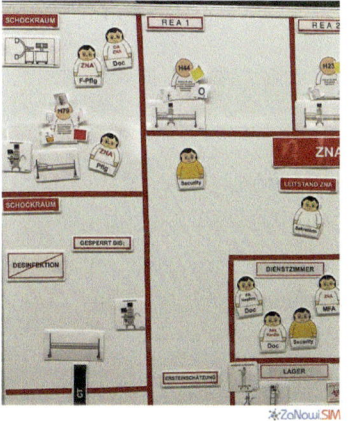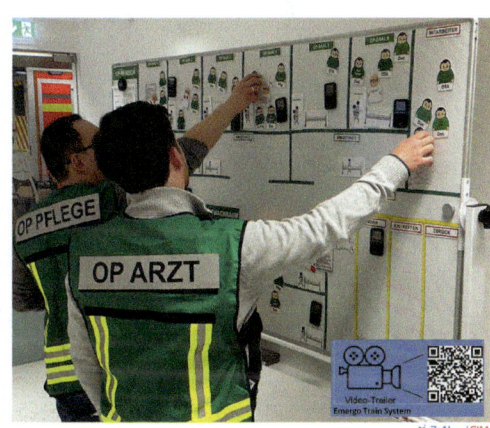

Abb. 10.1: Emergo Train System® – ETS

Beim ETS werden alle relevanten Funktionsbereiche einer Klinik auf Whiteboards dargestellt. Räume, Material, Personal und Patienten werden mit Magnetkärtchen simuliert. Die Teilnehmenden müssen ihre »Rollen« wahrnehmen und das organisatorische **und** medizinische Management werden sehr effizient trainiert.
  Vorteile einer Simulationsübung:

- Keine Störung des laufenden Regelbetriebs der Klinik
- Anpassung an die Besonderheiten einer konkreten Klinik oder Übung in einer »Musterklinik«
- Übung im »geschützten Raum« einer Simulation
- Möglichkeit der Reproduktion der gleichen Ausgangslage
    - zur Wiederholung einer komplexen Übung im direkten Anschluss an ein Debriefing

– für mehrere Übungsgruppen nacheinander

Nachteile sind die Kosten für die Übung, da diese praktisch nur durch spezialisierte Anbieter erfolgen kann. Es bedarf einer sehr großen Erfahrung in Konzeption und Durchführung von Simulationsübungen, da diese hinreichend komplex sind.

10.2.4 Auswahl der Teilnehmenden

Eine Herausforderung für Sie wird die »Freisetzung« der Übungsteilnehmenden aus dem Regelbetrieb darstellen. Es bietet sich an, nur jeweils einzelne Mitarbeitende aus den verschiedenen Bereichen zu rekrutieren. Die hierdurch auch bewusst gewählte Heterogenität der Teilnehmenden ist für die Realitätsnähe und die Praxisrelevanz einer Übung auch ein sehr wichtiger Punkt. Unterschiedliche Berufsgruppen (Pflege, Ärzte, Verwaltung), unterschiedliche Erfahrungsstände innerhalb der gleichen Berufsgruppe (Assistent, Oberärztin), unterschiedliche Spezialisierungen innerhalb einer Berufsgruppe (Chirurgin, Anästhesist, Radiologe) und Teilnehmende aus unterschiedlichen Hierarchiestufen (Assistenzarzt, Geschäftsführerin) sind hier nur einige Aspekte.

> Parameter, von denen die Konzeption der Simulationsübung abhängt:
> - Globale, gruppenspezifische und individualisierte Lernziele
> - Zusammensetzung der Teilnehmenden/Heterogenität der Übungsgruppe
> - Theoretischer Kenntnisstand der Teilnehmenden
> - Vorbestehende »Übungserfahrung«
> - Rahmenbedingungen der eigentlichen Übung (Störung des Regelbetriebs, Verfügbarkeit der Teilnehmenden, Kosten)
> - Erfahrung in Konzeption und Durchführung einer Simulationsübung

10.2.5 Debriefing und systemische Auswertung

Jede Übung muss zeitnah mit den Teilnehmenden debrieft werden. Es bieten sich methodisch vor allem CRM- und rollenspezifische Ansätze an. Eine nachgeschaltete systemische Auswertung sollte durch Sie geleitet werden. Ein nicht zu unterschätzender Nebeneffekt jeder Übung wird für Sie der Test auf Umsetzbarkeit des KAEP sein. Notwendige Anpassungen sind aus den jeweiligen Übungserkenntnissen begründbar und Ihr KAEP wird zu einem lebenden Dauerprojekt.

> Schon die Konzeption einer Übung erfordert langjährige und sehr spezialisierte Kenntnisse.
> Die Durchführung, das Debriefing und die Evaluation gehören in erfahrene Hände. Eine misslungene Übung gefährdet die Akzeptanz des KAEP als Ganzes.

11 Add on: Zertifizierung des KAEP nach den Kriterien von DAKEP/KTQ

Das i-Tüpfelchen Ihres Krankenhausalarm- und Einsatzplans ist die Zertifizierung. So können Sie beim Audit überprüfen, ob Sie einen effizienten Krankenhausalarm- und Einsatzplan erstellt und wirksame Übungen veranstaltet haben.

Ein Krankenhausalarm- und Einsatzplan »lebt«, d.h. er sollte in regelmäßigen Abständen und nach erfolgten Übungen (s.o.) im Sinn des PDCA-Zyklus (Plan-Do-Check-Act) reevaluiert werden (Deming 1982). Der PDCA-Zyklus (▶ Abb. 1.3) wurde von Alexander Deming 1982 entwickelt. Er eignet sich hervorragend für die Erstellung des KAEP (Plan), die Umsetzung und Abarbeitung einer Sonderlage (Do), die Überprüfung (Check) und die Überarbeitung des KAEP (Act) (▶ Kap. 1).

Nach diesem Prinzip kann ein Krankenhaus seinen KAEP im DAKEP/KTQ-Verfahren bei einer Gesamtzertifizierung oder auch als Stand-alone-Lösung zertifizieren lassen, um die Funktionalität seines Krankenhausalarm- und Einsatzplans zu überprüfen (https://www.dakep-active.de/dakep-zertifikat/). Für das DAKEP/KTQ-Zert-Verfahren wurde ein Anforderungskatalog erstellt.

Anforderung an die DAKEP-Zertifizierung der Krankenhausalarm- und Einsatzplanung (KAEP)

Leiter Krankenhausalarm- und Einsatzplanung (Leiter KAEP)

- Ressource, angemessene Freistellung passend zu den Anforderungen und Rahmenbedingungen des Krankenhauses
- Abbildung im Organigramm, Anbindung an die Krankenhausleitung mit ausreichenden Befugnissen
- Geeignete Qualifikation, orientiert am DAKEP-Curriculum
- Regelmäßige Fortbildung

Einrichtungsspezifische Arbeitsgruppe KAEP

- Interdisziplinarität
  - Zu beteiligen: Arzt, Pflege, Technik, Brandschutz,

- Erweiterter Kreis: IT, Unternehmenskommunikation, BOS, Hygiene, Qualitäts- und klinisches Risikomanagement, Personal-/Betriebsrat
- Der Leiter KAEP oder sein (ggf. lokaler) Stellvertreter leiten diese Arbeitsgruppe
- Nach Bedarf und lokalen Begebenheiten zusätzliche Beteiligte
• Anzahl der protokollierten Treffen mind. 4×/Jahr mit Bericht an die Klinikleitung
• Fortschreibung eines Maßnahmen-/Aktionsplanes

Risikoanalyse

• Erfassen und Bewerten von Risiken, die zu Sonderlagen führen können, und deren Auswirkungen z. B. nach Vorgabe BBK
• Unter Berücksichtigung
  - der Funktionalität des Krankenhauses
  - der Kapazität des Krankenhauses

Krankenhausalarm- und Einsatzplan (KAEP)

• Aufbau (Struktur, Handlungsanweisungen, Checklisten)
• Verfügbarkeit (Intranet, papiergestützt)
• Aktualität (nicht älter als 3 Jahre)
• Dokumentenlenkung
• Kommunikation (z. B. einsatzbereite Funkgeräte, Mobiltelefone)
• Definition von Alarmstufen mit Zeitzielen
• Automatisiertes Alarmierungssystem mit Zeitzielen
• Benennung von Alarmgruppen (z. B. Abteilungsleiter, Chefärzte, operative Einsatzleitung)
• Angehörigenbetreuung (Aufenthaltsraum, Betreuung)
• Raumordnung und Verkehrslenkung (Sicherheitsdienst, Absperrmaßnahmen, Beschreibung der Zu- und Abfahrtswege, Bereitstellungsraum für Fahrzeuge bei der Evakuierung, Mitarbeiterparkplatz)
• Einlasskontrollen (besonderes Sicherheitskonzept)
• Personalsammelstelle inkl. Koordination
• Mitarbeiterausweise mit Lichtbild zur Identifikation bei evtl. Absperrmaßnahmen
• Mit dem Rettungsdienst abgestimmtes Alarmstufen- und Informationskonzept (▶ Kap. 8)
• Psychosoziale Notfallversorgung (PSNV) für eigene Kräfte

Weitere besondere Bereiche

• Empfang/Telefonzentrale:
  - Alarmgruppen im Alarmserver

- Private, unter Verschluss liegende Telefonnummern der ggf. hinzuzuziehenden Mitarbeiter
- Vorrangschaltung Mobiltelefone
- Bürgertelefon
* Hausservice (Küche, Speisenversorgung)
* Technik (Anzahl und Größe der Notstromaggregate, Dieselreserve, Verträge z. B. mit Tankstellen)
* Krisenkommunikation Presseabteilung in Verbindung mit Vertreter der Unternehmenskommunikation in der KEL (z. B. S5), Aufenthaltsraum für die Presse

Besondere Lagen (Auswahl)

* Brand-/Rauchentwicklung/Gasgeruch
* Kritische Krankenhausinfrastruktur:
  - Ausfall/Manipulation Technik (z. B. Strom, IT, Wasser und Abwasser, Ver- und Entsorgung, Heizung, medizinische Gase, Telefonanlage)
  - Massenanfall von Verletzten/Erkrankten (MANV/MANE)
  - Epidemie/Pandemie
  - CBRN
  - Lebensbedrohliche Einsatzlagen (LebEL) (Bombendrohung, Amok, Terror, Geiselnahme, Sabotage)
  - Besonderer medizinischer Krisenfall

Krankenhauseinsatzleitung (KEL)

* Sofortmaßnahmenplan (z. B. Brandschutz)
* Initiales Führungskonzept (z. B. operative Einsatzleitung) – 24/7 im Haus anwesend
* Krankenhauseinsatzleitung (KEL) (angelehnt an Führungsmodell nach Dienstvorschrift 100) mit Stabsdienstordnung (Funktionen und Abläufe)
* Räumlichkeiten/Stabsräume (Redundanz, Infrastruktur, Telefone, Faxgeräte, PCs etc.)
* Materialien (Schreibutensilien, aktuelle Telefonlisten von Ansprechpartnern, Whiteboard für Zeitstrahl, Kartenmaterial der näheren Umgebung, Taschenlampen, Westen mit Funktionsangabe)
* Einsatztagebuch/Logbuch zur chronologischen Dokumentation

Absprachen mit folgenden Institutionen auf vorbereiteten Kommunikationswegen

* Feuerwehr/untere Katastrophenschutzbehörde
* Rettungsdienste
* Hilfsorganisationen
* THW

- Polizei
- Gesundheitsamt
- Energieversorger
- Nachbarkrankenhäuser
- Bundesamt für Sicherheit in der Informationstechnologie (BSI)
- Relevante Dienstleister
- Betriebs-/Personalrat

Räumung, Evakuierung und Transport

- Pläne inkl. Rettungsplan auch für nicht gehfähige Patienten
- Räumungskonzept (Vorgehen zur horizontalen und vertikalen Räumung)
- Evakuierungskonzept (z. B. Evakuierungstücher, -stühle)
- Sammelplätze (Schilder, Möglichkeit für eine überdachte Fläche vorhalten)
- Bettenkapazitäten

Notaufnahme

- Sicherheits- und Schließkonzept
- Sichtungskonzept
- Behandlungsbereiche rot, gelb, grün, Kennzeichnung und Wegführung,
- Materialien für MANV/MANE:
  - Persönliche Schutzausrüstung
  - Medizinisches Material
  - Kennzeichnung von Funktion (Funktionswesten nach BOS)
- Dokumentation
  - Zuordnung »präklinische ID« zur »Klinik-ID«
- Umgang und Aufbewahrung von Patienteneigentum
- Redundanz ZNA
- Besonderheiten CBRN/LebEL

Schulungen

- Schulungskonzept gestuft nach Aufgabenbereichen im Einsatzfall:
  - Verpflichtende Basisschulungen für alle Mitarbeitenden mindestens alle 2 Jahre, spätestens bei neuem KAEP
  - Neue Mitarbeiterinnen und Mitarbeiter werden im Rahmen eines Einarbeitungskonzepts geschult
  - Aufbau- und Abschlusskurse für ausgewählte Bereiche

Übungen und Realereignisse

- Mindestens eine Übung in zwei Jahren
  - Übungsplan

- Übungskonzept
- Übungsnachbereitung
- Konsequenzen aus der Übung
• Zusätzlich kleinere Modulübungen in höherer Frequenz unter Einbeziehung der AG KAEP
• Protokollierte Nachbesprechung von Realereignissen mit Konsequenzen für den KAEP

Die Zertifizierung verläuft nach folgenden Gesichtspunkten:

• Sie vereinbaren mit der Geschäftsstelle der DAKEP einen Termin zur Zertifizierung
• Die Zertifizierung kann in einer KTQ-Gesamtzertifizierung oder auch als Stand-alone-Lösung erfolgen
• Letztere nimmt einen Arbeitstag in Anspruch
• Den Anforderungskatalog können Sie der Website der DAKEP entnehmen
• Bis spätestens 4 Wochen vor dem Termin senden Sie Ihren fertigen KAEP an den von der DAKEP benannten Visitor
• Sie erstellen einen Visitationsplan (▶ Abb. 11.1)
• Das Audit erfolgt durch einen ausgebildeten Visitor, der nach dem PDCA-Zyklus für die Anforderungen Punkte vergibt (▶ Abb. 11.2)
• Bei einer Maximalzahl von 216 Punkten sollen Sie 119 Punkte (55%) zum Erhalt des Zertifikats erreichen

Ein Muster für ein Zertifikat finden Sie zum Download im elektronischen Zusatzmaterial (▶ Kap. 12 Übersicht elektronisches Zusatzmaterial) unter der URL:

https://dl.kohlhammer.de/content/downloads/978-3-17-045148-3/Zertifikat_Schulung_KAEP.pdf

11 Add on: Zertifizierung des KAEP nach den Kriterien von DAKEP/KTQ

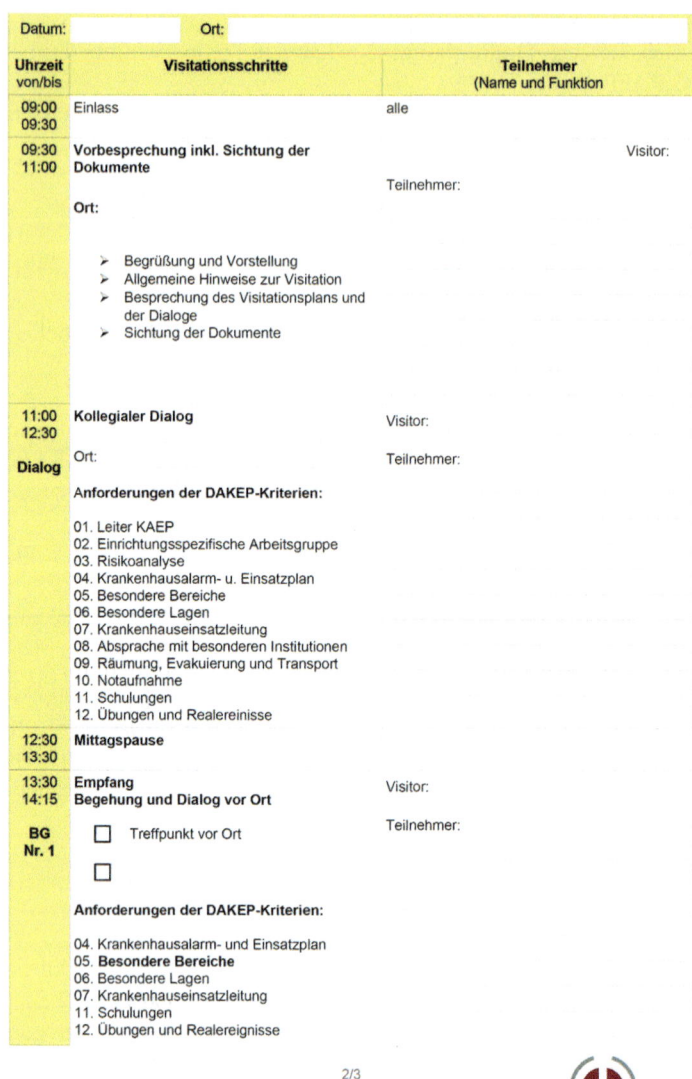

Abb. 11.1: Beispiel Visitationsplan (mit freundlicher Genehmigung der DAKEP)

Anforderung an die DAKEP-Zertifizierung

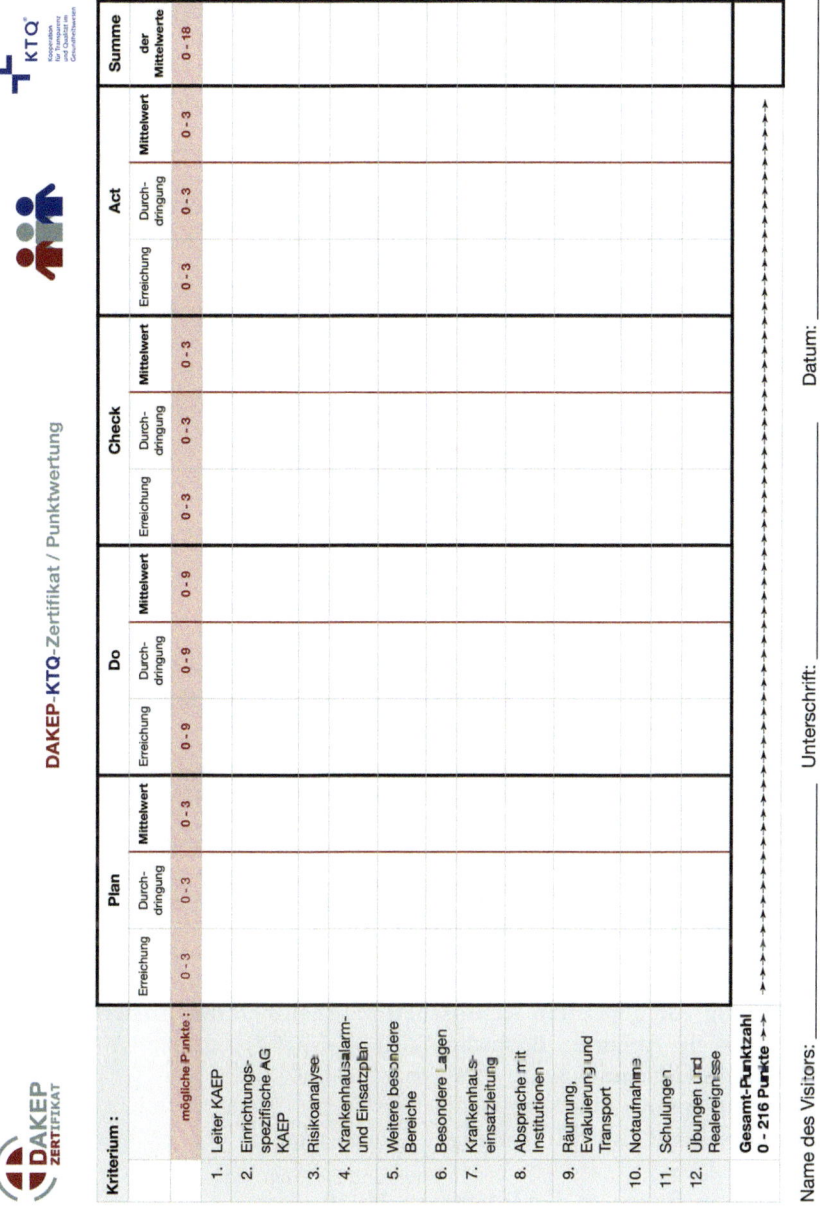

Abb. 11.2: Vergabe der Punkte für die Zertifizierung nach dem PDCA-Schema (mit freundlicher Genehmigung der DAKEP)

12 Übersicht elektronisches Zusatzmaterial

Die Zusatzmaterialien[7] zu diesem Buch können Sie unter folgendem Link herunterladen:

https://dl.kohlhammer.de/978-3-17-045148-3

Es stehen folgende Dateien zum Download zur Verfügung:

- **10 Schritte zum KAEP** – Übersicht mit Erläuterungen
- **Checklisten**
  - Beispiel-Checkliste zur Risikoanalyse (▶ Kap. 3.1)
  - Checkliste Medizinischer Einsatzleiter (MedEL) (▶ Kap. 6.1)
  - Checkliste MedEL bei radionuklearer Sonderlage (▶ Kap. 7.6)
  - Checkliste MedEL bei Stromausfall (▶ Kap. 7.7)
- **Dashboard** – Patientenversorgung im Krankenhaus, Muster »Energiemangel« (▶ Kap. 7.7)
- **Handlungsanweisungen**
  - Muster Handlungsanweisungen (▶ Kap. 4)
  - Handlungsanweisungen Bürgertelefon (▶ Kap. 6.4)
  - Handlungsanweisungen Sachgebiete S1 bis S6 (▶ Kap. 6.4)
  - Handlungsanweisungen bei Sonderlagen (▶ Kap. 7.5)
- **Meldung von geplanten technischen Maßnahmen mit Auswirkung auf betriebliche Abläufe** – Beispielformular (▶ Kap. 7.7)
- **Musterinhaltsverzeichnis** (▶ Kap. 4)
- **Pandemieplan** – Muster am Beispiel der Corona-Pandemie (▶ Kap. 7.6)
- **Prozessablauf Ausfall Aufzug** – Flussdiagramm des gesamten Ablaufs (▶ Kap. 7.7)
- **Reflexionsfragen zu den Schritten 1 bis 10** – Haben Sie alles bedacht?

---

7 Wichtiger urheberrechtlicher Hinweis: Alle zusätzlichen Materialien, die im Download-Bereich zur Verfügung gestellt werden, sind urheberrechtlich geschützt. Ihre Verwendung ist nur zum persönlichen und nichtgewerblichen Gebrauch erlaubt. Jede Verwendung außerhalb der engen Grenzen des Urheberrechts ist ohne Zustimmung des Verlags unzulässig und strafbar. Das gilt insbesondere für Vervielfältigungen, Übersetzungen, Mikroverfilmungen und für die Einspeicherung und Verarbeitung in elektronischen Systemen.

- **Zertifikat über die Teilnahme an Kursen zum KAEP** – Muster (▶ Kap. 10)
- **Alle Download-Dokumente zusammen als Zip-Archiv**

Literaturverzeichnis

AFKzV – Ausschusses, Feuerwehrangelegenheiten, Katastrophenschutz und zivile Verteidigung (1999): Feuerwehr-Dienstvorschrift 100: Führen und Leiten im Einsatz, https://www.lfs-bw.de/fileadmin/LFS-BW/themen/gesetze_vorschriften/fwdv/dokumente/FwDV_100.pdf (Zugriff 25.03.2025)

Akademie der Unfallchirurgie (2025): Providerkurs ATLS® – Advanced Trauma Life Support für Ärzte: https://kurse.auc-online.de/kursangebot/kurs/providerkurs-atls®–advanced-trauma-life-support-für-Ärzte-7.html (Zugriff 25.03.2025)

AWMF (2022) S3 Leitlinie für Polytrauma/Schwerverletzte Version 4.0 vom 31.12.2022, https://register.awmf.org/de/leitlinien/detail/187-023 (Zugriff 25.03.2025)

BfS – Bundesamt für Strahlenschutz (2025): Das Radiologische Lagezentrum des Bundes (RLZ): https://www.bfs.de/DE/themen/ion/notfallschutz/wer-macht-was/rlz/rlz_node.html#:~:text=Das%20Radiologische%20Lagezentrum%20ist%20die,und%20stellt%20Informationen%20zur%20Verfügung (Zugriff 25.03.2025)

BBK – Bundesamt für Bevölkerungsschutz und Katastrophenhilfe (2025a): Meine persönliche Checkliste: https://www.bbk.bund.de/SharedDocs/Downloads/DE/Mediathek/Publikationen/Buergerinformationen/Ratgeber/ratgeber-notfallvosorge-checkliste.pdf?__blob=publicationFile&v=9 (Zugriff 25.03.2025)

BBK – Bundesamt für Bevölkerungsschutz und Katastrophenhilfe (2025b): https://www.bbk.bund.de/DE/Themen/Kritische-Infrastrukturen/KRITIS-Projekte/NOWATER/nowater_node.html (Zugriff 25.03.2025)

BBK – Bundesamt für Bevölkerungsschutz und Katastrophenhilfe (2025c): https://www.bbk.bund.de/SharedDocs/Downloads/DE/Mediathek/Publikationen/KRITIS/leitfaden-nowater-ersatzwasserversorgung.pdf?__blob=publicationFile&v=3 (Zugriff 25.03.2025)

BBK – Bundesamt für Bevölkerungsschutz und Katastrophenhilfe (2024): Notstromversorgung in Behörden und Unternehmen: https://www.bbk.bund.de/SharedDocs/Downloads/DE/Mediathek/Publikationen/PiB/PiB-13-notstromversorgung-unternehmen-behoerden.pdf?__blob=publicationFile&v=8 (Zugriff 25.03.2025)

BBK – Bundesamt für Bevölkerungsschutz und Katastrophenhilfe (2020): Handbuch Krankenhausalarm- und -einsatzplanung (KAEP)

BBK – Bundesamt für Bevölkerungsschutz und Katastrophenhilfe (2019): Protokoll der 8. Sichtungs-Konsensus-Konferenz 2019: https://www.bbk.bund.de/SharedDocs/Downloads/DE/Mediathek/Publikationen/Gesundheit/Sichtung/protokoll-8sikokon-download.pdf?__blob=publicationFile&v=5 (Zugriff 25.03.2025)

BBK – Bundesamt für Bevölkerungsschutz (2015): Risikoanalyse im Bevölkerungsschutz, https://www.bbk.bund.de/SharedDocs/Downloads/DE/Mediathek/Publikationen/PiB/PiB-16-risikoanalyse-bevoelkerungsschutz.pdf?__blob=publicationFile&v=9 (Zugriff 25.03.2025)

BMI – Bundesministerium des Innern (???): Entwurf eines Gesetzes zur Umsetzung der CER-Richtlinie und zur Stärkung der Resilienz kritischer Anlagen: https://www.bmi.bund.de/SharedDocs/gesetzgebungsverfahren/DE/KRITIS-DachG.html (Zugriff 25.03.2025)

BSI – Bundesamt für Sicherheit in der Informationstechnik (2023): Business Continuity Management. BSI-Standard 200–4, Köln: Reguvis Fachmedien. H20ttps://www.bsi.bund.de/SharedDocs/Downloads/DE/BSI/Grundschutz/BSI_Standards/standard_200_4.pdf?__blob=publicationFile&v=8 (Zugriff 25.03.2025)

Literaturverzeichnis

DAKEP/KTQ (o.J.): Zertifizierung des Krankenhausalarm- und Einsatzplans: https://www.dakep-active.de/dakep-zertifikat/ (Zugriff 25.03.2025)

Deming, A. (1982): Out oft the Crisis, Massachusetts Institute of Technology, Cambridge 1982, S. 88

IT.NRW – Information und Technik Nordrhein-Westfalen (2022): Informationssystem Gefahrenabwehr Nordrhein-Westfalen (IG NRW): https://www.ig.nrw.de/ignrwdocs/handbuch/Handbuch.pdf (Zugriff 25.03.2025)

Kleber, C. und Solarek, A. (2019): Der Berliner Krankenhaus-Sichtungsalgorithmus für den Massenanfall von Verletzten, Die Unfallchirurgie, 24.05.2019, Volume 123, S. 187–1998 (2020)

Reason, J. (2000): Human error: models and management, BMJ 2000:320:768, https://www.bmj.com/content/320/7237/768

Wurmb, T. u.a. (2019): Krankenhaus – Lebensbedrohliche Einsatzlagen. Deutsches Ärzteblatt 2019, 116(40) A-1772/B-1465/C-1437